Stadt- und Landleben

5-Minuten-Vorlesegeschichten für Menschen mit Demenz

Petra Bartoli y Eckert

Verlag an der Ruhr

Impressum

Titel
5-Minuten-Vorlesegeschichten für Menschen mit Demenz
Stadt- und Landleben

Autorin
Petra Bartoli y Eckert

Titelbildmotiv
© Paul Grecaud – 123rf.com

Verlag an der Ruhr
Mülheim an der Ruhr
www.verlagruhr.de

Ein Hinweis:

Die Ratschläge in diesem Buch sind von der Autorin erprobt und vom Verlag sorgfältig erwogen worden. Nehmen Sie dennoch eine genaue Prüfung entsprechend Ihrer Situation vor und wägen verantwortungsvoll ab, welche Anregungen Sie bei welchen Personen anwenden.
Einige Anregungen können überwältigende Emotionen und Erinnerungen hervorrufen, andere nur bei medizinischer Unbedenklichkeit angewendet werden. Eine Haftung des Autors und des Verlages für etwaige Personen- und Sachschäden ist ausgeschlossen. Die Durchführung der Anregungen erfolgt ausschließlich in eigener Verantwortung des Anwenders.

Unser Beitrag zum Umweltschutz:
Wir sind seit 2008 ein ÖKOPROFIT®-Betrieb und setzen uns damit aktiv für den Umweltschutz ein. Das ÖKOPROFIT®-Projekt unterstützt Betriebe dabei, die Umwelt durch nachhaltiges Wirtschaften zu entlasten.
Unsere Produkte sind grundsätzlich auf chlorfrei gebleichtes und nach Umweltschutzstandards zertifiziertes Papier gedruckt.

ISBN 978-3-8346-2956-2
Printed in Germany

Inhalt

Vorwort

Liebe Vorlesende, liebe Zuhörende,

mein Name ist Petra Bartoli y Eckert. Ich wohne ziemlich genau zwischen Stadt und Land, nämlich im Vorort einer Großstadt. So konnte ich wunderbar mit Senioren in meiner Umgebung über das Leben früher sowohl in der Stadt als auch auf dem Land ins Gespräch kommen. Dieser Austausch hat mich sehr inspiriert und manche Anekdote, die mir erzählt wurde, taucht in diesem Buch in der einen oder anderen Geschichte wieder auf.

Mittlerweile habe ich schon mehrere Bücher für diese Reihe geschrieben. Immer wieder bekomme ich erzählt, dass die kurzen Geschichten bei den Zuhörern oder Lesern gut ankommen. Darüber freue ich mich sehr. Denn dann haben die Kurzgeschichten gleich einen doppelten Zweck erfüllt: Sie unterhalten den Zuhörer. Und gleichzeitig haben sie mir beim Zusammentragen, Erfinden und Schreiben viel Freude gemacht.

Besonders schön finde ich es nämlich, dass ich bei meinen Recherchen nicht in meinem stillen Kämmerlein sitze. Stattdessen habe ich immer wieder intensiven Kontakt zu Senioren. Ich hoffe, Sie spüren beim Vorlesen

Vorwort

und Zuhören meine Begeisterung für die Schätze der Erinnerung von Senioren. An dieser Stelle vielen Dank an all diejenigen, die mir ihre Geschichten erzählt haben.

Ich wünsche Ihnen viel Freude mit diesem Buch. Ich hoffe, Sie haben beim Vorlesen, Lesen oder Hören der Geschichten Vergnügen und werden zu vielen Gesprächen über die Erinnerungen an das Leben in Stadt und Land inspiriert.

Herzliche Grüße,
Petra Bartoli y Eckert

Über die Reihe

Lesen ist eine der schönsten und zeitlosesten Freizeitbeschäftigungen für Jung und Alt. In Erzählungen abtauchen, sich in andere Personen hineinversetzen, via Fantasie Zeitreisen unternehmen … Lesen bietet die Möglichkeit, dem Alltag zu entfliehen und ihn gleichzeitig zu verarbeiten. Wem das Lesen jedoch Mühe bereitet, der kann Lesevergnügen auch über das Vorlesen erleben.

Die Reihe **„5-Minuten-Vorlesegeschichten für Menschen mit Demenz"** berücksichtigt die Einschränkungen von Demenzkranken mit kurzen, pointierten und einfachen Geschichten, die an das Alltagserleben anknüpfen. Mal humoristisch, mal nachdenklich oder auch religiös-besinnlich – je nach Anlass und Situation können Sie die passende Geschichte auswählen und die Zuhörer zum Gedankenaustausch anregen. Die entsprechenden Anschlussfragen zu jeder Geschichte bieten die dazu nötigen Anknüpfungspunkte – für ein abwechslungsreiches (Vor-)Lesevergnügen!

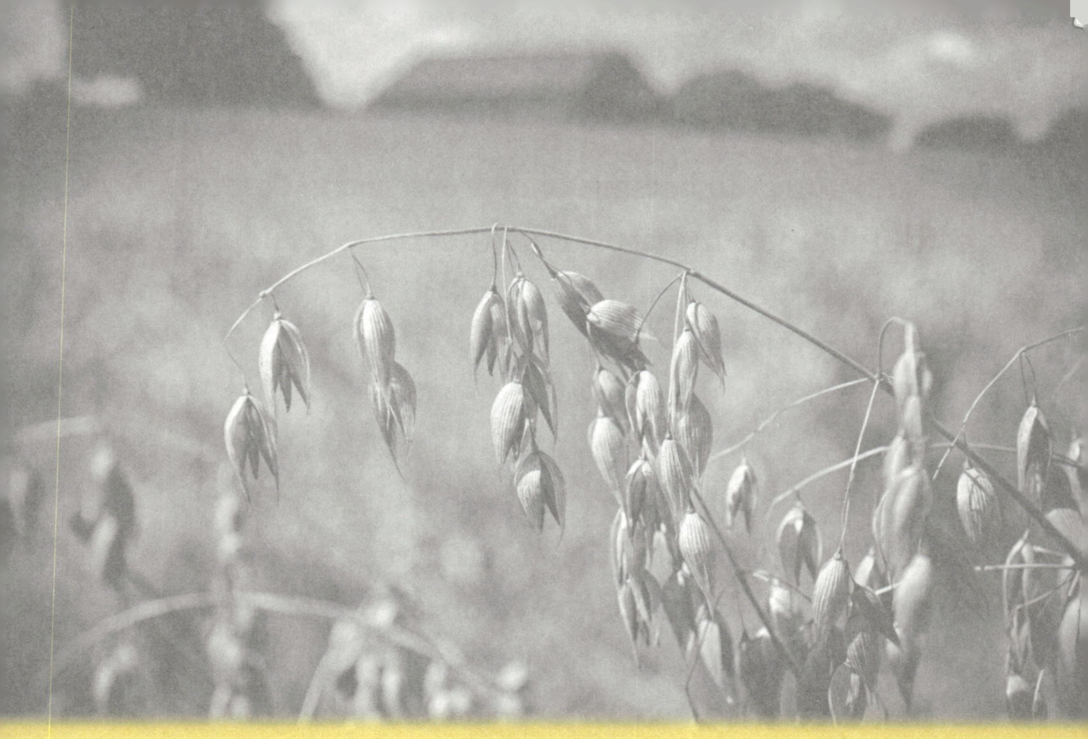

Der Leierkastenmann

Als ich ein kleiner Junge von vielleicht zehn oder elf Jahren war, waren die schönsten Stunden des Tages für mich die am Nachmittag. Denn kaum hatte ich meine Schulaufgaben erledigt, warf ich den Tornister in die Ecke und lief hinunter in den Hinterhof. Dort warteten immer schon meine Freunde Horst und Otto auf mich. Wir spielten dann stundenlang und vergaßen jeden Tag die Zeit. Am liebsten spielten wir Fußball. Die Wäschestangen waren unser

Tor. Und unser Fußballspiel endete erst, wenn eine unserer Mütter oben im Haus das Fenster öffnete und in den Hof hinunterrief: „Schluss jetzt, ihr Rabauken. Es ist doch schon lange Abendbrot-Zeit!"

Eines Tages im Frühling war dann aber alles anders als sonst. Otto musste mit seiner Mutter zum Haareschneiden und Horst war bei seinem Großvater zu Besuch. Darum stand ich ganz allein im Hinterhof. Und ich wusste gar nicht recht, was ich so mit mir allein anfangen sollte. Missmutig trat ich gegen einen Kieselstein und ließ ihn an die Hauswand donnern.

„He, du Lausebengel! Da bröckelt ja der Putz von der Wand!", rügte mich der alte Herr Adalbert, der gerade durch die Einfahrt kam.

Ich zog den Kopf ein und vergrub meine Hände in den Hosentaschen. Plötzlich tastete meine Hand etwas Hartes. Schnell griff ich danach und zog meine Hand aus der Hosentasche. Ich hatte gehofft, dass es vielleicht ein Groschen war. Enttäuscht starrte ich auf den Knopf, der auf meiner Handfläche lag. Schade! Mit zehn Pfennigen hätte ich zum Milchladen gehen können. Dort gab es riesige Gläser mit Zuckerzeug. Zehn Pfennige reichten für zwei Karamellbonbons und eine Zuckerstange.

Doch dann nahm der Tag doch noch eine gute Wendung. Denn plötzlich hörte ich ein leises Geklapper. Ich spitzte meine Ohren. Am Durchgang zur Straße hörte ich Schritte. Jemand kam in den Hinterhof und schob einen großen Holzkasten auf Rädern vor sich her. Der Leierkastenmann! Ich hüpfte begeistert auf und ab.

„Grüß dich, mein Junge", nickte mir der Mann mit seinem braunen Hut zu. Er stellte sich mitten in den Hof.

Als er anfing, an seiner Kurbel zu drehen, erklangen die ersten Töne einer Melodie. Die Fenster oben in den Häusern gingen auf. Meine Mutter, die Nachbarsfrauen und sogar der alte Herr Lederer reckten ihre Köpfe. Alle lauschten begeistert der Musik, die der Leierkastenmann seiner Drehorgel entlockte.

„Schön!", rief der alte Lederer mit brüchiger Stimme.

„Bravo!" und „Wundervoll!" kam es von oben.

Ich stellte mich ganz dicht an die Drehleier, damit ich nicht nur die Musik hören, sondern dem Leierkastenmann auch genau zusehen konnte.

Vorn im Holzkasten glänzten bestimmt 20 goldene Pfeifen. Ich sah ganz genau zu, wie der Mann sie durch das Drehen der Kurbel zum Klingen brachte.

Als das erste Lied zu Ende war, klatschten die Zuhörer, die auf den Fensterbrettern lehnten, begeistert in die Hände. Der Drehorgelspieler lupfte seinen Hut und lächelte freundlich. Dann kurbelte er weiter und das nächste Lied erklang. Ich wippte mit meinem Fuß zum Takt. Aus den Augenwinkeln sah ich, dass meine Mutter oben im Fenster hin und her schunkelte. Der alte Herr Lederer klatschte zur Musik.

Als auch dieses Lied verklungen war, nahm der Leierkastenmann seinen Hut vom Kopf und stellte ihn verkehrt herum auf den Deckel seiner Drehorgel. Jetzt kam Bewegung in die Leute, die aus ihren Fenstern zugesehen und gelauscht hatten. Für einige Augenblicke verschwanden die Köpfe. Dann tauchten sie wieder auf. Von überall her wurden Groschen herunter in den Hof geworfen. Manche waren in Zeitungspapier gewickelt.

Ich sauste blitzschnell herum, um das Geld aufzusammeln. Jede Münze, die ich aufhob, legte ich in den Hut des Leierkastenmannes. Die Groschen in den Zeitungsseiten wickelte ich aus und legte sie ebenso dazu.

Der Drehorgelspieler nickte mir dankbar zu und verbeugte sich immer wieder vor seinem Publikum in den Fenstern.

„Dank dir, mein Junge“, wandte sich der Leierkastenmann an mich, als ich das letzte Geldstück in seinen Hut gelegt hatte. Er nahm die Münzen heraus und steckte sie in seine Hosentasche. Dann setzte er sich seinen Hut wieder auf den Kopf. Er packte den Griff am Gehäuse der Drehorgel und schob den Holzkasten vor sich her.

Ich hopste neben ihm her, um ihn noch ein Stück durch den Durchgang bis zur Straße zu begleiten.

Der Leierkastenmann steuerte seine Drehorgel nach rechts und wollte weitergehen. Er hob eine Hand und winkte mir zum Abschied. Doch dann blieb er stehen und sah mich freundlich an. Er griff in seine Hosentasche und zog eine 10-Pfennig-Münze heraus.

„Für dich. Weil du für mich die Groschen eingesammelt hast“, sagte er und drückte mir das Geld in die Hand.

Ich war so überrascht, dass ich meinen Mund aufklappte, aber kein Wort herausbrachte. Irgendwann schaffte ich es endlich und stammelte: „Danke!“ Doch da war der Leierkastenmann schon ein ganzes Stück die Straße entlang weitergegangen.

„Kauf dir was dafür“, rief er mir zu und bog um die nächste Ecke. Dann war er verschwunden.

„Jetzt hole ich mir eine Zuckerstange!“, jubelte ich und lief zum Milchladen am Ende unserer Straße.

Dort im Laden stellte ich mich brav hinten an. Ich hörte, wie die zwei Frauen, die vor mir an der Reihe waren, tuschelten.

„Es ist einfach immer wieder schön, wenn der Leierkastenmann durch die Hinterhöfe zieht", schwärmte die eine.

Die andere nickte zustimmend. Und ich grinste. Nicht nur die Musik hatte mir gefallen. Meine Belohnung, die ich vom Leierkastenmann bekommen hatte, war beinahe noch schöner!

Als ich mit meinem Zuckerzeug zurück in unseren Hinterhof kam, setzte ich mich auf die Kellertreppe. Dort machte ich es mir gemütlich und wickelte andächtig das erste Karamellbonbon aus der raschelnden Verpackung.

Kurz darauf kamen Horst und Otto angelaufen. Otto strich sich über seine frisch geschnittenen, raspelkurzen Haare. Horst erzählte, wie es bei seinem Großvater gewesen war. Dann sahen mich die beiden an.

„Und bei dir? War etwas Besonderes los?", fragte Otto.

„Nein, nichts Besonderes", sagte ich und grinste. Aber dann erzählte ich ihnen doch vom Leierkastenmann und von meiner Belohnung. Und Otto und Horst gab ich schließlich sogar etwas von meinem Zuckerzeug ab.

Lassen Sie erzählen:

* Haben Sie früher auch gern einem Leierkastenmann zugehört?
* Welche Lieder hat er auf seiner Drehorgel gespielt?
* Was war früher eines Ihrer Lieblingslieder? Kennen Sie den Titel noch?
* Haben Sie früher auch ein Instrument gespielt?

✓ Was Sie noch tun können ...

Leierkastenmusik hören

Besorgen Sie sich Leierkastenmusik, z. B.: „Drehorgelmusik: Die beliebtesten Volkslieder zum Mitsingen und Zuhören“ von Friedhelm Henke (erschienen beim Verlag an der Ruhr, 2015). Spielen Sie die Musik den Senioren vor und lauschen Sie gemeinsam dem Klang der Drehorgel.

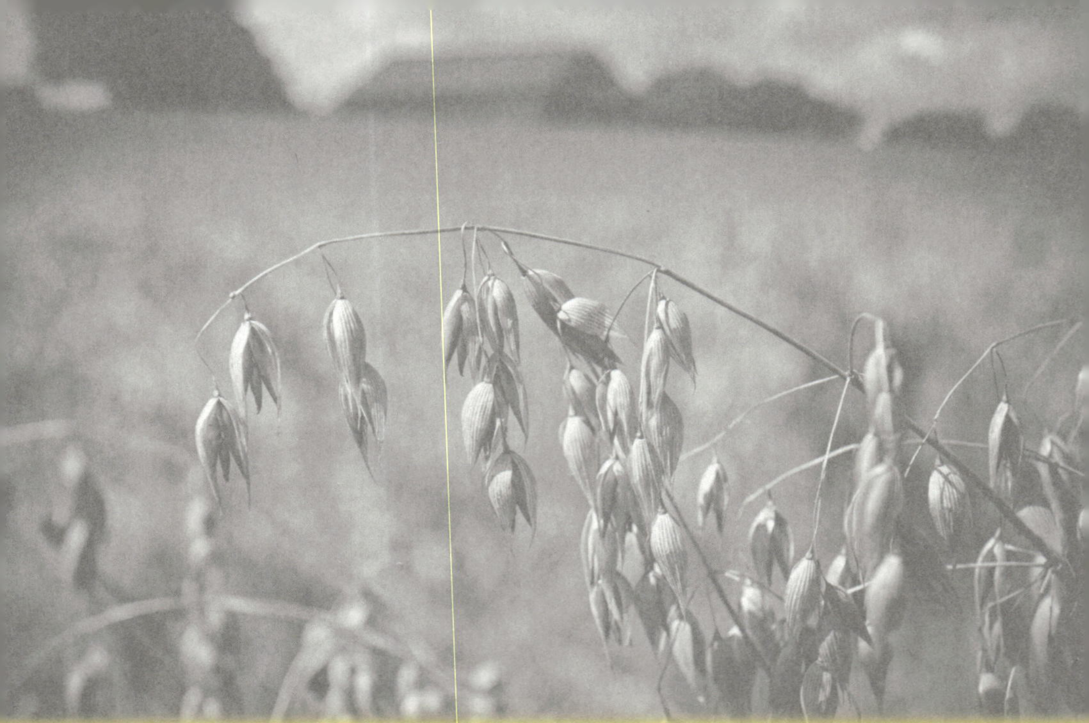

Der Treppenhausgarten

Nach unserer Hochzeit Mitte der 1950er-Jahre waren mein Mann und ich vom Land in die Stadt gezogen. Das entsprach ganz und gar nicht meinen Wünschen. Aber mein Mann Kurt hatte eine Stelle als Vorarbeiter in einer großen Fabrik bekommen. Darum war unser Umzug notwendig. Doch es dauerte ziemlich lange, bis ich mich an das Stadtleben gewöhnt hatte. Das Leben war hier ganz anders als in dem kleinen Dorf, in dem ich aufgewachsen war.

„Christel, du bist einfach ein Landei. Aus dir wird eben keine Stadtpflanze", versuchte mich Kurt in den ersten Jahren aufzuziehen. Erst als die Kinder kamen, lebte ich mich langsam ein.

Unser Ältester war Harald, ein gutes Jahr später kam Elke auf die Welt. Von da an hatte ich alle Hände voll zu tun und darum keine Zeit mehr zum Trübsalblasen.

Als die Kinder älter wurden und zur Schule gingen, hatten sie immer mehr Freunde in der Nachbarschaft. Und so bekam auch ich nach und nach Kontakt zu anderen. Besonders gern plauderte ich mit Waldtraud Viehbacher, meiner Nachbarin aus der Parterrewohnung. Wir wohnten im ersten Stock. Meine Kinder trafen sich täglich mit Monika, der Tochter der Viehbachers. So liefen die Kinder den ganzen Tag die Treppen rauf und runter, weil sie entweder in unserer Wohnung oder in der Viehbacher-Wohnung gemeinsam spielten.

Auch wenn ich mich also mittlerweile doch ein wenig als „Stadtpflanze" fühlte, gab es etwas, das mir fehlte. Was ich nämlich immer brauchte, waren Blumen um mich herum. Das war ich vom Leben auf dem Land einfach so gewohnt. Neben unserer Wohnungstür im Treppenhaus war ein Fenster. Auf dem Fensterbrett stand darum immer ein großer Topf, in den ich Blumenzwiebeln einsetzte und darin Blumen zog. So hatte ich trotz unseres Lebens in einer Stadtwohnung das Gefühl, vor der Tür einen kleinen Garten zu haben.

Eines Tages im Mai verabschiedete ich Harald und Elke wie jeden Morgen an der Wohnungstür, als die beiden zur Schule aufbrachen.

„Sei artig und hör auf das, was deine Lehrerin sagt", mahnte ich Harald wie immer noch einmal mit strengem Blick. Ohne seine Antwort abzuwarten, ging ich in die Wohnung zurück.

Den gesamten Vormittag über hatte ich mit meinem Haushalt zu tun. Dann kochte ich das Mittagessen. Bevor die Kinder aus der Schule kamen, holte ich noch den Wäschekorb mit der feuchten Wäsche. Damit wollte ich in den Hinterhof, um sie dort an die Wäscheleine zum Trocknen zu hängen.

Auf dem Weg durchs Treppenhaus hatte ich den Eindruck, dass irgendetwas anders war als sonst. Aber ich nahm mir nicht die Zeit, mir mehr Gedanken darüber zu machen. Bestimmt hatte ich mir das nur eingebildet.

Unten im Hof traf ich auf Waldtraud. Auch sie war als Hausfrau mit der Wäsche beschäftigt. Ich freute mich, einen kleinen Plausch mit ihr halten zu können.

„Du, Christel, ich muss dir das jetzt einfach erzählen“, zwinkerte Waldtraud mir zu, während sie ein nasses Hemd aus ihrem Wäschekorb zog.

Neugierig sah ich sie an. Für Neuigkeiten war ich immer zu haben.

Waldtraud senkte ihre Stimme.

„Ich glaube, dein Harald schwärmt für meine Monika“, raunte sie mir zu.

„Wirklich?“, fragte ich erstaunt. Das war mir noch gar nicht aufgefallen. „Bist du dir sicher?“

Waldtraud nickte. Dann grinste sie.

„Er hat ihr heute Morgen, als er und Elke meine Monika zur Schule abholten, drei Tulpen mitgebracht“, erzählte sie mir augenzwinkernd.

„Na, dann. Vielleicht hast du Recht“, überlegte ich gerade. Da merkte ich, dass irgendetwas hier nicht zusammenpasste. Woher sollte Harald Tulpen haben? Und da fiel mir ein, was vorhin im Treppenhaus so anders war.

Ich ließ die verdutzt dreinblickende Waldtraud einfach im Hof stehen und rannte ins Haus. Im ersten Stock angekommen, sah ich sofort, was ich geahnt hatte: Mein Blumentopf auf der Fensterbank war leer. So lange hatte ich mich mühevoll um die Blumenzwiebeln gekümmert. Seit zwei Tagen nun blühten drei Tulpen. Besser gesagt, hatten geblüht. Übrig waren nur noch kleine Stängelreste, die aus der Erde ragten. Von unten im Hof hörte ich Stimmen. Die Kinder waren aus der Schule zurück.

„Na, warte!", rief ich aufgebracht und lief zurück in den Hof.

Dort standen Elke, Monika und Harald neben der immer noch verdutzten Waldtraud. Ich funkelte Harald wütend an, als ich bei ihnen ankam.

„Wieso reißt du meine Tulpen aus?", zeterte ich und deutete mit dem Finger auf meinen Ältesten.

„Aber, aber ...", stotterte Harald. Er war rot angelaufen bis an die Haarspitzen.

„Oje, das wollte ich nicht", mischte sich nun auch Waldtraud ein. Sie hatte gemerkt, was sie mit ihrer Bemerkung von vorhin ausgelöst hatte.

Alle schauten betreten zu Boden. Mein Sohn, dieser Schlingel, scharrte mit seinen Füßen auf dem Pflaster.

Ich wollte gerade weiterschimpfen, da stellte ich fest, dass in Haralds Augen Tränen schimmerten. Bestimmt war ihm das schrecklich peinlich, schoss es mir durch den Kopf.

„Ich male dir ein Bild mit Blumen drauf", flüsterte Harald, um mich wieder zu versöhnen.

Da konnte ich ihm wirklich nicht mehr böse sein. Ich nickte. Dann wedelte ich mit der Hand, um die Kinder nach oben in die Wohnung zu scheuchen.

„Los, setzt euch schon mal an den Mittagstisch", sagte ich.

Diesmal trödelte keines der Kinder. Blitzschnell waren sie nach oben verschwunden.

„Wenn ich gewusst hätte, dass Harald die Tulpen aus deinem geliebten Treppenhausgarten gerissen hat …", murmelte Waldtraud und hängte das letzte Stück aus ihrem Wäschekorb auf.

„Treppenhausgarten? Das ist ein schönes Wort für meine Blumen im Flur", freute ich mich. Und mein Ärger war gänzlich verflogen.

Lassen Sie erzählen:

* Mögen Sie Blumen?
* Was sind Ihre Lieblingsblumen?
* Haben Sie früher auch Blumen oder Gemüse gepflanzt?
* Hatten Sie einen eigenen Garten?

✓ Was Sie noch tun können …

Blumenzwiebeln pflanzen

Pflanzen Sie mit Ihren Zuhörern verschiedene Blumenzwiebeln, z. B. Krokusse, Hyazinthen und Narzissen, in einen Blumentopf mit Erde. Stellen Sie die Töpfe mit den eingepflanzten Blumenzwiebeln für zwei Wochen an einen dunklen, kühlen Ort. Erst dann holen Sie die Töpfe in einen warmen, hellen Raum. Dort treiben die Zwiebeln nach einiger Zeit aus, wenn sie ausreichend gegossen werden.

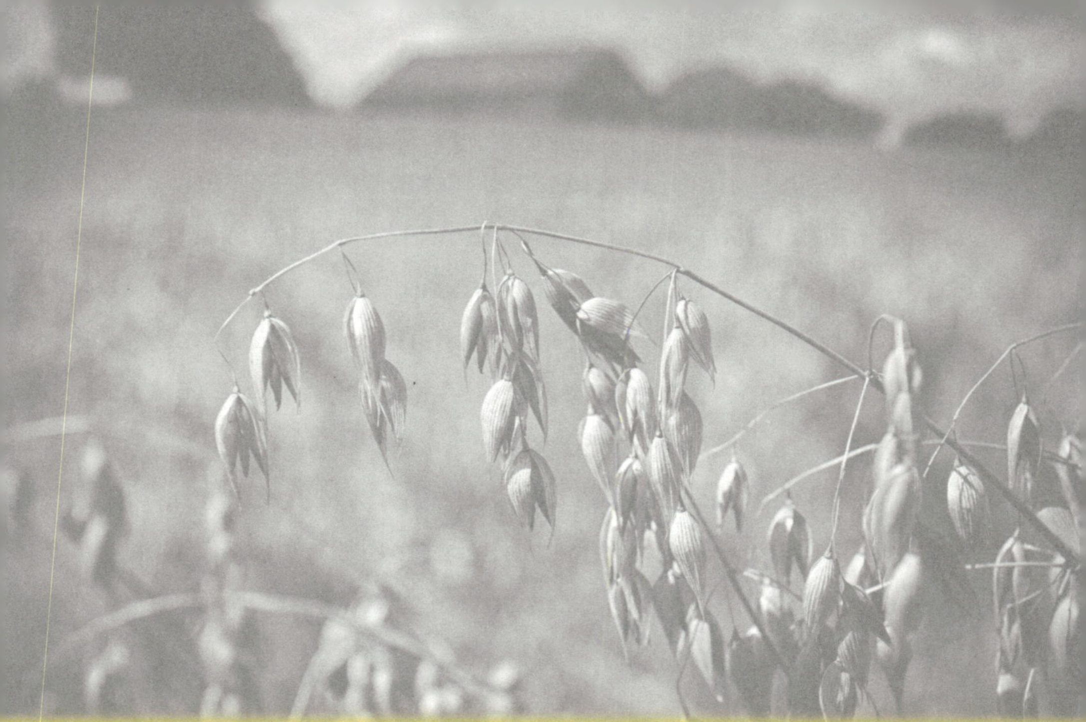

Das neue Kaufhaus

„Renate, hast du schon gesehen, was in den Schaufenstern vom Kaufhaus Neumann ausgestellt ist?“, fragte mich meine Kollegin Marianne wie neuerdings jeden Montagmorgen.

Wir waren beide Sekretärinnen in derselben Firma. Das neue Kaufhaus in der Stadt war unser Lieblingsgesprächsthema. Es hatte vor ein paar Monaten eröffnet. Dort gab es meterlange Fensterscheiben, hinter denen die wundervollsten Dinge ausgestellt waren. Kinder blieben vor den Fenstern stehen und drückten sich die Nasen an den Scheiben platt. Aber auch meine Kollegin und ich waren von der Auslage immer ganz angetan.

„Die haben in drei Fenstern Schaufensterpuppen mit herrlichen Kleidern und schicken Mänteln stehen", flüsterte mir Marianne zu und lächelte.

„Pst, still", raunte ich. Aus den Augenwinkeln sah ich, wie die Bürotür von Herrn Achmann aufschwang. Unser Chef sah es nicht gern, wenn wir tratschten.

„Fräulein Wagner, kommen Sie bitte zum Diktat", rief der Chef und winkte ungeduldig.

Fräulein Wagner wurde von uns auch „die schöne Gisela" genannt. Ich musste zugeben: Sie war wirklich eine Schönheit. Und Herr Achmann hatte einen Narren an ihr gefressen. Das gefiel mir wiederum ganz und gar nicht. Außerdem fand ich Gisela eingebildet und hochnäsig.

Jetzt stand sie auf und schritt auf ihren Pfennigabsätzen in Richtung Chefbüro. Dabei wiegte sie ihre Hüften wie zufällig hin und her. Beim Vorbeigehen an unseren Schreibtischen warf sie Marianne und mir ein spöttisches Grinsen zu. Dann verschwand sie mit Block und Bleistift in der Hand in Herrn Achmanns Zimmer.

„Hast du ihr Kleid gesehen?“, wisperte Marianne.

Ich nickte. Gisela hatte so herumgewackelt, dass ihr gestreifter, weit schwingender Faltenrock sich aufgeplustert hatte.

„Das war nagelneu und vom Kaufhaus Neumann“, informierte sie mich.

„Woher weißt du das?“, wollte ich wissen.

„So eines trägt eine der Schaufensterpuppen bei Neumann. Das war bestimmt sündhaft teuer.“

„Los, das werden wir herausfinden“, zwinkerte ich Marianne verschwörerisch zu. „Nach Feierabend machen wir einen kleinen Bummel zum Kaufhaus Neumann. Dort kann man schließlich nach Herzenslust schauen und muss nichts kaufen.“

Marianne war sofort einverstanden. Und so schlenderten wir, kaum hatten wir spätnachmittags das Büro verlassen, zielstrebig zum Kaufhaus Neumann.

Im neuen Kaufhaus gab es etliche Abteilungen und wir konnten uns an den vielen tollen Dingen gar nicht sattsehen.

„Lass uns erst einen Abstecher zu den Schallplatten machen“, schlug Marianne vor.

Nachdem wir uns dort ausgiebig umgesehen hatten, schlenderten wir an den feinen Stoffen in der Gardinenabteilung vorbei. Dann kamen noch Damen- und Herrenschuhe, die Geschirrabteilung und die Kurzwaren. Endlich standen wir in der Modeabteilung vor einer riesigen Auswahl an Kleidern.

„Kaufen Sie bei Neumann, weil man hier prima sparen kann!“, lockte ein Reklameschild, das von der Decke hing. „Kein Kaufzwang. Umtausch jederzeit“, lockte ein anderes.

„Dort, schau!“, rief Marianne und ging zielstrebig auf einen der Kleiderständer zu.

Tatsächlich! Hier hing das Kleid, das Gisela heute getragen hatte. Ich griff nach einem der Kleider, die in unterschiedlichen Farben am Ständer hingen, und suchte das Preisschild.

„80 Mark! Das ist ja ein Vermögen!“, stammelte ich entsetzt.

Marianne nickte.

„Woher die so viel Geld hat, möchte ich gern wissen. Dafür muss eine wie wir eine Woche lang arbeiten.“

„Diese Angeberin“, murmelte ich.

Dann hatte ich plötzlich eine Idee.

„Wie viel Geld hast du dabei?“, wollte ich von Marianne wissen.

Marianne sah mich verwundert an. Aber dann begann sie, in ihrer Geldbörse zu kramen.

Ich holte ebenso Geldscheine und Münzen aus meinem Portemonnaie und fing zu rechnen an. Und schließlich grinste ich Marianne triumphierend an.

„Wenn wir zusammenlegen, können wir uns eines der Kleider leisten.“

Marianne tippte sich an die Stirn.

„Was willst du mit einem Kleid für zwei? Noch dazu mit so einem teuren?“

Ich zog Marianne dicht an mich und flüsterte: „Wir kaufen ein Kleid. Morgen trage ich es dann im Büro. Damit zeigen wir Gisela, dass eine von uns sich das auch leisten kann. Und anschließend bringen wir das Kleid wieder zurück.“

„Glaubst du, das geht so einfach?“, fragte Marianne wenig begeistert.

Ich nickte und zeigte auf das Reklameschild, das „Umtausch jederzeit“ anpries.

Ich brauchte etwas Zeit, um Marianne von meinem Plan zu überzeugen. Aber schließlich schlenderten wir eine halbe Stunde später mit einer „Kaufhaus Neumann“-Tüte aus dem Laden. Und darin befand sich das gleiche

Kleid, das Gisela besaß. Nur die Streifen hatten andere Farben.

Am nächsten Tag war ich eine Viertelstunde früher im Büro als üblich. Auch Marianne war schon da. Wir saßen beide an unseren Schreibtischen und taten so, als sei nichts Besonderes. Dann endlich kam Gisela.

Als sie an unseren Tischen vorbeiging, stand ich schwungvoll auf und ging hinüber zu Mariannes Tisch. Mein funkelnagelneues Kleid, das ich mir sozusagen geliehen hatte, ließ ich dabei hin und her schwingen.

Gisela bemerkte sofort, dass ich das gleiche Kleid trug, das sie gestern angehabt hatte. Sie zog missbilligend eine Augenbraue hoch. Dann aber schenkte sie der Sache keine weitere Beachtung, sondern setzte sich an ihren Schreibtisch, um zu arbeiten.

Enttäuscht lieh ich mir von Marianne einen Bleistift und setzte mich zurück auf meinen Platz. Da schwang die Tür von Herrn Achmanns Büro auf.

„Fräulein Gisela, bringen Sie mir bitte eine Tasse Kaffee", orderte der Chef.

Sofort sprang Gisela auf, eilte zur Büroküche und brühte Herrn Achmann ruckzuck eine Tasse Filterkaffee auf. Dann eilte sie mit der Tasse in der Hand zum Chef.

Als sie dabei an meinem Schreibtisch vorbeiging, passierte es. Gisela stolperte. Sie wankte. Dann fing sie sich wieder und goss mir dabei einen Schwall Kaffee über mein gestreiftes Angeberkleid.

Erschrocken sprang ich auf.

„Jetzt ist das Kleid ruiniert!“, rief ich. „So kann ich es doch im Leben nicht mehr umtauschen.“

Gisela sah mich verblüfft an. Dann grinste sie. Ohne mich eines weiteren Blickes zu würdigen, ging sie zurück, um einen neuen Kaffee für Herrn Achmann aufzubrühen.

Marianne sah mich mit großen Augen an.

„Aber mein Geld, das ich dir dafür geliehen habe, gibst du mir wieder“, meinte sie nur und arbeitete weiter.

Da blieb mir wohl nichts anderes übrig. Ich musste an das Lieblingssprichwort meiner Großmutter denken: „Wer anderen eine Grube gräbt, fällt selbst hinein.“

Die Sache nahm dann schließlich doch noch eine gute Wendung. Nach einigen Wochen hatte ich das Geld, das ich Marianne schuldete, beisammen. Ich beglich meine Schulden. Damit gehörte das Kleid nun wirklich mir. Der Kaffeefleck ließ sich übrigens herauswaschen. Das teure Kleid zog ich aber fortan nur noch zu besonderen Anlässen und kein einziges Mal mehr im Büro an.

Lassen Sie erzählen:

* In welchem Kaufhaus haben Sie früher eingekauft?
* Wie hießen die Kaufhäuser in Ihrer Stadt oder in der Umgebung Ihres Wohnortes?
* Was haben Sie früher gern eingekauft?
* Wissen Sie noch, was früher ein Kleid oder eine Hose kostete?
* Können Sie sich noch an ein Lieblingsstück erinnern, das Sie in einem Kaufhaus gekauft haben?

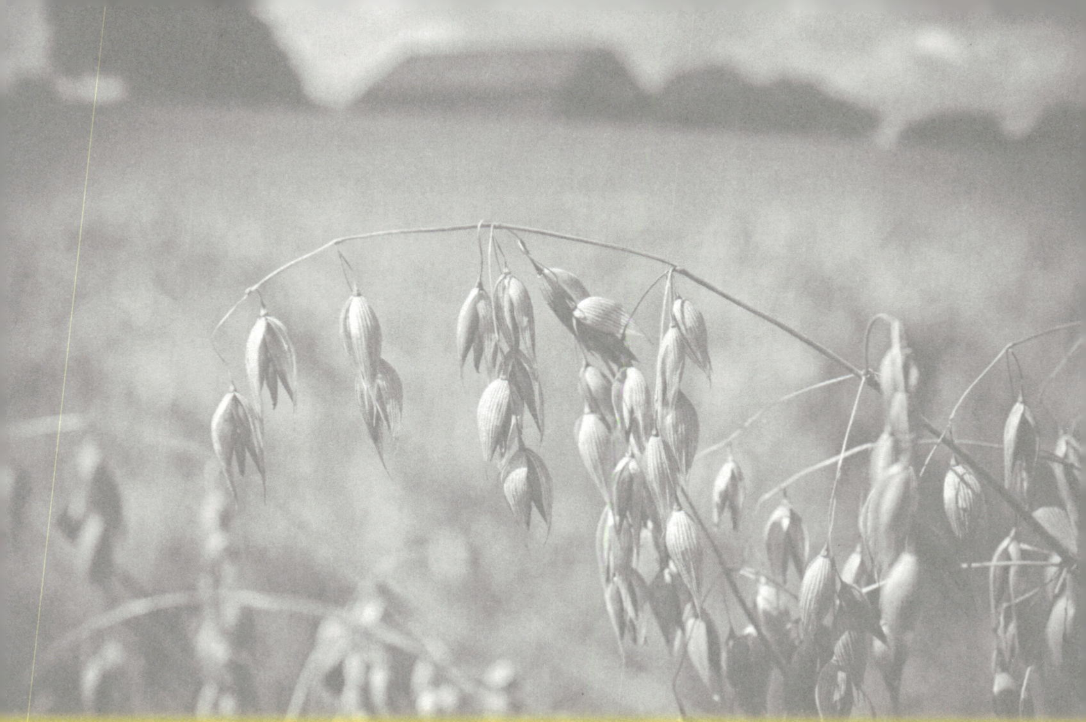

Die besondere Trambahnfahrt

„Was hältst du von einem Ausflug ins Grüne?“, fragte Helmut. Dabei sah er irgendwie aufgeregt aus.

Das war sonst gar nicht seine Art, fand Rita. Seit einem Jahr ging sie mit Helmut aus. Besonders gern ließ sie sich von ihm in das Tanzlokal am Bismarckplatz ausführen. Dort wurde immer flotte Musik gespielt und sie liebte es, sich mit Helmut im Walzerschritt zu wiegen oder ihm beim Foxtrott näherzukommen. Helmut war ein sachlicher Mensch. Das störte Rita an sich nicht. Solange es immer wieder Gelegenheiten gab, bei denen Helmut doch Gefühl zeigte. So wie eben beim Tanzen.

Ausflüge machten die beiden auch hin und wieder. Sie waren schon gemeinsam im Zoo gewesen. Der war gut mit der Tram zu erreichen. Oder sie fuhren raus aus der Stadt in ein Gartenlokal im Umland. Das gefiel Rita im Sommer ganz besonders. Und sie fand es ziemlich romantisch, mit Helmut Hand in Hand einen Weg entlangzuschlendern oder nach einem Spaziergang bei einer Weinschorle unter schattigen Bäumen zu plaudern.

Helmut dagegen betrachtete die Ausflüge meist recht nüchtern: „Irgendwas muss man an einem freien Sonntag ja machen. Und da ist es doch ganz angenehm, auch einmal etwas mehr Natur zu sehen."

Nun plante Helmut also erneut einen Ausflug mit Rita.

„Gern", willigte Rita ein und lächelte Helmut an.

„Gut. Dann hol ich dich am Sonntag nach dem Mittagessen ab. Wir nehmen die Tram Nummer 9. Wo es hingehen soll, das wird eine Überraschung", informierte Helmut Rita.

Auch Überraschungen waren eigentlich gar nicht Helmuts Sache. Rita war immer verwunderter. Aber sie ließ sich nichts anmerken, sondern nickte lächelnd und drückte dabei Helmuts Arm.

Am besagten Sonntag stand Helmut dann geschniegelt und gebürstet unten an der Straße, als Rita zur verabredeten Zeit vor die Tür trat.

„Du hast dich aber ganz schön herausgeputzt", rutschte es Rita heraus, als sie ihn im Dreiteiler mit Hut stehen sah.

Verlegen trat Helmut von einem Fuß auf den anderen.

„Komm, sonst verpassen wir noch die Bahn", lenkte Helmut schnell ab und hielt Rita seinen Arm hin, damit sie sich unterhaken konnte.

Als die beiden an der Trambahnhaltestelle ankamen, fuhr die Bahn auch schon heran. Funken sprühten von der Oberleitung, als der moderne Gelenkwagen näher kam und schließlich abbremste. Helmut stieg vorn beim Fahrer ein und kaufte zwei Straßenbahnmünzen für sich und Rita. Dann ging er rasch nach hinten durch, um für sie beide einen Sitzplatz zu suchen. Der Straßenbahnfahrer tippte sich an seine Dienstmütze und nickte ihr zu, als Rita an ihm vorbei hinter Helmut herging.

Ruckelnd setzte sich die Bahn in Bewegung, kaum hatte Rita neben Helmut Platz genommen. Als sie langsam Fahrt aufnahmen, beugte sich Rita über Helmut, um besser aus dem Fenster sehen zu können. Es sah aus, als ob sich die Häuser erst langsam, dann immer schneller am Straßenbahnfenster vorbeischoben.

„Schau nur“, lachte Rita begeistert.

Doch Helmut brummte bloß und schob Rita wieder auf ihren eigenen Sitz zurück. Dann verschränkte er demonstrativ seine Arme vor der Brust.

Rita konnte sehen, dass er unruhig mit seinen Füßen wippte.

„Sagst du mir jetzt, wo es hingehen soll?“, fragte Rita, der die Heimlichtuerei von Helmut langsam immer eigenartiger vorkam.

„Sei doch nicht so neugierig. Ich verrate dir nur so viel: Es wird der beste Ausflug in deinem Leben werden.“ Helmut zwinkerte Rita zu und wurde dabei rot bis zu den Haarspitzen.

Mit dieser Andeutung konnte Rita erst recht nichts anfangen. Sie warf Helmut einen irritierten Blick von der Seite zu. Dann konzentrierte sie sich auf die Fahrtstrecke der Straßenbahn, um sich von ihrem mulmigen Gefühl abzulenken.

Auf einmal ruckelte die Bahn ziemlich heftig. Und das, obwohl sie in voller Fahrt war. Erschrocken griff Rita nach Helmuts Arm. Die Bahn machte einen Satz und fuhr stoßweise auf den Schienen nach vorn. Über der Bahn war ein Knistern und Knacken zu hören. Quietschend kam die Tram zum Stehen.

„Bitte haben Sie etwas Geduld. Wir haben einen Schaden in der Oberleitung", informierte der Straßenbahnfahrer die Fahrgäste.

Einige sprangen ungeduldig auf und versuchten, die Trambahntüren zu öffnen. Immer mehr Leute verließen die Bahn. Nur Helmut blieb sitzen und starrte missmutig aus der verschmierten Fensterscheibe.

„Jetzt geht mein schöner Plan nicht auf", stöhnte er. „Verfluchte Technik!"

Rita sah Helmut erschrocken an. So ungehalten hatte sie ihn noch nie erlebt. Und geflucht hatte er in ihrem Beisein auch noch nicht. Was war nur mit ihm los?

Plötzlich sprang Helmut auf, zog Rita von ihrem Sitz hoch und schob sie in den Gang zwischen den Sitzreihen. Dann griff er in seine Sakkotasche und zog eine kleine Schachtel heraus.

„Helmut ...", stammelte Rita erschrocken. Was hatte er jetzt wohl vor?

Helmut sah sich kurz im Zug um. Nur noch der Straßenbahnfahrer und drei letzte Fahrgäste waren im Waggon geblieben. Helmut räusperte sich. Rita war auf einmal ganz heiß. Dann fingerte Helmut etwas aus der kleinen Schachtel und griff nach Ritas Hand.

„Eigentlich wollte ich damit warten, bis wir draußen im Grünen sind. Ich hatte mir schon so eine schöne Stelle auf einer Wiese am Stadtrand ausgesucht. Aber jetzt muss es eben auch so gehen. Wer weiß, ob wir heute wegen dieser dummen technischen Panne noch bis zum Stadtrand kommen."

Rita verstand kein Wort.

Nach einer kurzen Verschnaufpause fuhr Helmut fort: „Liebe Rita, willst du mich heiraten?"

Rita schlug ihre freie Hand vor den Mund. In der Trambahn war es mucksmäuschenstill.

„Ja. Ja, das will ich“, stammelte Rita leise.

Helmut streifte ihr den Ring, den er vorher aus der Schachtel gefischt hatte, über den Finger. Die verbliebenen Fahrgäste und der Straßenbahnfahrer fingen an, laut zu klatschen.

„Nein, ist das schön“, seufzte eine Frau hinter Rita.

„Das hat es in meiner Tram noch nie gegeben“, lachte der Fahrer.

Rita fiel Helmut um den Hals. Sie hatte Tränen vor Rührung in den Augen. Ein Heiratsantrag in der Trambahn war das Romantischste, was Rita sich vorstellen konnte. Daran würde sie ein Leben lang denken.

Und Helmut drehte Ritas Kopf zu sich und gab ihr einen langen, leidenschaftlichen Kuss.

Lassen Sie erzählen:

* Haben Sie einen Heiratsantrag bekommen oder gemacht?
* Gab es dazu auch einen Ring?
* Wie sah Ihr Verlobungs- oder Ehering aus?
* Wo haben Sie Ihren Mann oder Ihre Frau kennengelernt?
* Gab es in Ihrer Stadt früher auch eine Trambahn? Gibt es dort heute noch eine Straßenbahn?
* Welche Farbe hatten die Waggons der Straßenbahn?
* Können Sie sich noch an das Knistern und Knacken in der Oberleitung erinnern?

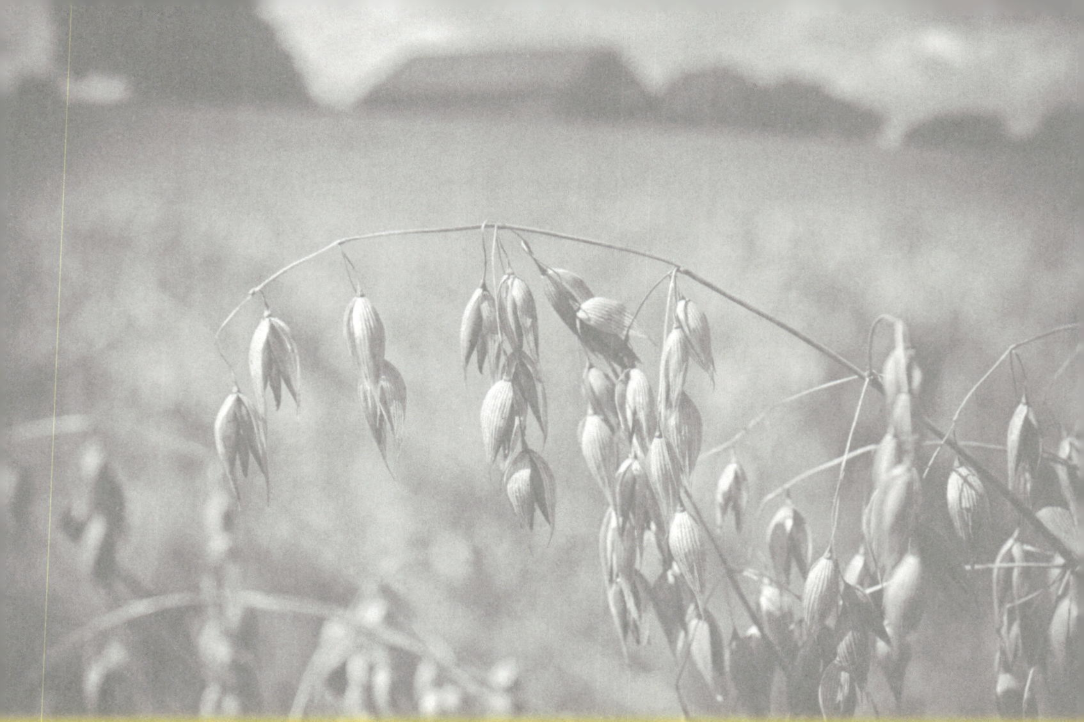

Das erste Freibad

Schwimmen konnte ich schon sehr früh. Als ich ein kleiner Steppke war, übte ich eines Tages auf dem Bürgersteig. Es hatte in der Nacht stark geregnet und in den Schlaglöchern auf dem Gehweg hatten sich tiefe Pfützen angesammelt. Weil ich dachte, so würde ich am besten Schwimmen lernen, zog ich Hose und Hemd aus und legte mich bäuchlings in die Wasserpfütze. Dort machte ich dann erste Schwimmbewegungen – oder was ich dafür hielt.

Meine Mutter erwischte mich Minuten später. Erst gab es ein Donnerwetter, weil ich nicht nur nass, sondern auch über und über voll Schlamm war. Aber dann meinte meine Mutter: „Wenn der Junge unbedingt schwimmen will, dann richtig." Sie bat meinen großen Bruder Karl, es mir beizubringen.

An einem Sonntagvormittag nahm mich Karl schließlich mit zum Fluss. Der war nur wenige Schritte von unserem Haus entfernt und wir konnten zu Fuß hingehen.

Das Wasser war ziemlich kalt und ich brüllte wie am Spieß, als mich mein Bruder zum Abkühlen mit einer Handvoll Flusswasser bespritzte. Dann stieg er ins Wasser und zeigte mir, wie man richtig schwamm. Ich sah ihm vom Ufer aus ehrfürchtig zu.

„Gerhard, jetzt bist du an der Reihe", rief er.

Ich watete durchs knietiefe Wasser auf meinen großen Bruder zu. Karl streckte seine Arme aus und ich musste mich mit dem Bauch darauflegen. Ich vollführte ungelenke Paddelbewegungen und schluckte eine Unmenge Wasser. Aber nach vier Sonntagen konnte ich leidlich gut schwimmen.

Einige Jahre später durfte ich dann ohne Karl zum Fluss gehen. Ich verbrachte viele Sommernachmittage damit, barfuß zum Flussufer zu laufen und stundenlang zu schwimmen. Manchmal traf ich mich auch mit meinen Freunden, um im Wasser zu planschen und am seichten Ufer kleine Fische mit der bloßen Hand zu fangen. Meistens waren die Fische aber schneller als wir. Immer wenn es Zeit zum Abendessen war, hängte meine Mutter ein weißes Laken aus dem Stubenfenster. Ich konnte vom Fluss aus unser Haus und das Laken gut sehen. So war das das Zeichen, das Schwimmen für diesen Tag zu beenden und heimzulaufen.

Als ich dann Unterprimaner war, erlebte ich als leidenschaftlicher Schwimmer eine kleine Sensation: Das erste Freibad eröffnete in unserer Stadt. Bevor man dort ins kühle Nass springen konnte, musste man erst am Kassenhäuschen Eintritt bezahlen. Von nun an sparte ich jeden Groschen. Eine Eintrittskarte für den ganzen Tag kostete nämlich 50 Pfennige. Das war eine Menge Geld. Aber ich fand, dass es das wert war.

Das Freibad bot, anders als der Fluss, jede Menge Besonderheiten. Vorn am Kassenhäuschen hing gleich eine Tafel. Auf der wurde jeden Tag mit Kreide die Wassertemperatur notiert. Das Bad war damals natürlich nicht beheizt. Darum waren gerade am Sommeranfang 20 Grad ein Grund zu jubeln. Außerdem gab es im neuen Freibad Kabinen, in denen man sich umziehen konnte. Hier durfte man dann seine Kleidung liegen lassen. Aber die Kabinen kosteten extra und das konnte ich mir nicht leisten. Deshalb trug ich die Badehose immer schon unter meinen Sommerhosen. Ich rollte Hose und Hemd dann einfach zusammen und ließ alles auf der Wiese neben dem Schwimmbecken liegen.

An einem Samstag im Juli hatte ich besonderes Glück: Ich ergatterte eine der begehrten grünen Holzpritschen, die am Beckenrand aufgestellt waren. Dort ließ ich mich nieder. Ich beobachtete einige Kinder, die das Sprungbrett beim Schwimmbecken ausprobierten. Das war auch eine Besonderheit des neuen Freibades. Ein kleiner Pimpf wippte mutig auf dem schwingenden Brett. Dann stieß er sich ab und plumpste ins Wasser, dass es nur so spritzte. Als er eingetaucht war, erhob ich mich, um selbst ins Wasser zu gehen. Ich wollte gerade in das Becken steigen, da hörte ich ein lautes Schreien.

„Hilfe! Uwe kann doch nicht schwimmen!“

Ein Mädchen, etwa in meinem Alter, stand am Beckenrand und schlug entsetzt ihre Hand vor den Mund. Ihre Augen waren weit aufgerissen.

Ich folgte ihrem Blick. Ich sah den kleinen Jungen von eben, der im Wasser wild um sich schlug. Schnell standen eine Menge Leute um das Becken herum. Aber keiner rührte sich. Alle sahen nur entsetzt zu, wie der Junge versuchte, sich über Wasser zu halten.

Nach einer Schrecksekunde wusste ich sofort, was zu tun war. Ich sprang in das Becken, schwamm mit wenigen Zügen auf den Jungen zu und griff nach ihm. Erst wehrte er sich, weil er nicht begriff, dass ich ihm helfen wollte. Dann aber konnte ich ihn fest an den Armen packen und seinen Kopf über Wasser halten. Ich schwamm auf dem Rücken mit dem Jungen im Schlepptau an den Beckenrand. Dort wartete das junge Mädchen bereits. Mit zitternden Händen nahm sie ihren Bruder in Empfang. Ich stemmte mich am Beckenrand hoch und schwang mich aus dem Wasser. Tropfend setzte ich mich auf den Betonboden neben dem Becken.

„Gott sei Dank hat der junge Mann gleich gewusst, was zu tun ist“, murmelte eine Frau im roten Badeanzug.

Manche der Umstehenden klatschten. Ein Mann klopfte mir auf die Schultern. Ich bekam das alles nur wie durch eine Nebelwand mit.

Nach einigen Minuten sah ich mich um. Das junge Mädchen und ihr kleiner Bruder waren verschwunden. Ich merkte, dass ich ganz weiche Knie hatte. An Schwimmen war nicht zu denken. Darum richtete ich mich mühsam auf und ging zu meiner Holzpritsche. Dort legte ich mich hin und schloss die Augen.

„Ich möchte mich ganz herzlich bei Ihnen bedanken", sprach mich wenig später jemand an.

Ich blinzelte. Vor meiner Holzpritsche stand das Mädchen. Neben ihr stand der kleine Junge. Er hielt die Hand seiner Schwester fest umklammert.

„Ach, war ja keine große Sache", flunkerte ich und setzte mich auf. „Hauptsache, dem kleinen Mann ist nichts passiert."

Das Mädchen nickte und streckte mir ihre Hand hin.

„Ursula Brink", stellte sie sich vor.

„Gerhard Steger. Freut mich", stammelte ich. Plötzlich war ich wieder aufgeregt. Aber diesmal lag es nicht an einer gefährlichen Situation. Und diesmal tat ich mich viel schwerer, einen kühlen Kopf zu bewahren.

Was soll ich sagen? Der besagte Sommertag im neuen Freibad veränderte mein Leben. Ich wollte von diesem Tag an unbedingt Bademeister werden. Irgendjemand hatte bei der Stadt den Vorfall gemeldet. Daraufhin stellte die Stadt jemanden als Aufsicht ein. Nachdem ich mein Abitur ein Jahr später in der Tasche hatte, bewarb ich mich dort für eine Lehre als Bademeister.

Und Ursula Brink heißt jetzt Ursula Steger. Nach dem Schrecken, den uns ihr kleiner Bruder Uwe eingejagt hatte, lud ich sie nämlich immer wieder auf eine Tasse Kaffee ein. Wir verliebten uns ineinander und heirateten drei Jahre später. So war der Unglückstag im neuen Freibad für mich doch tatsächlich ein Glückstag.

Lassen Sie erzählen:

* Können Sie schwimmen?
* Wann haben Sie es gelernt? Wer brachte es Ihnen bei?
* Können Sie sich an Ihren ersten Freibadbesuch erinnern?
* Was gab es in Ihrem Freibad früher alles?
    - Ein Sprungbrett?
    - Eine Liegewiese?
    - Eine Tafel, auf der die Wassertemperatur angezeigt wurde?
* Wo haben Sie Ihre Frau/Ihren Mann kennengelernt?

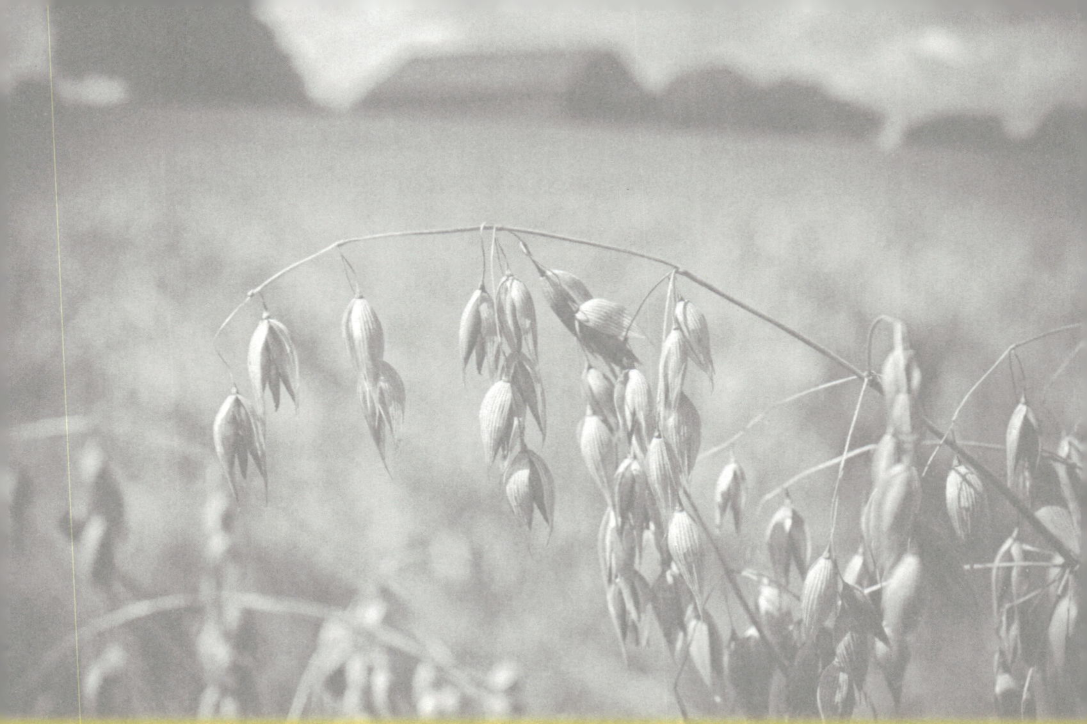

Der Kohlenhändler

„Heute kommt er bestimmt“, flüsterte Gerda ihrer Freundin Roswitha zu.

Die beiden hatten sich wie jeden Samstagnachmittag bei Roswitha getroffen, um gemeinsam Radio zu hören. Dabei hatte Gerda es nicht gerade weit bis zu ihrer Freundin. Roswitha wohnte nur zwei Stockwerke unter ihr. Schon seit der Volksschule waren die beiden unzertrennlich. Während des Krieges war Roswitha dann aufs Land zu ihrer Tante geschickt worden. Aber vor vier

Jahren war sie wieder in die Stadt zurückgekehrt. Gerda und Roswitha besuchten nun gemeinsam die Oberschule.

Die beiden Backfische wiegten sich begeistert zur Musik, die aus dem Radio kam. Gerade trällerte René Carol seinen Schlager „Rote Rosen, rote Lippen, roter Wein“.

Plötzlich drehte Gerda den runden Knopf am Radio nach links. Die Musik verstummte.

„He, gefällt dir das Lied nicht?“, beschwerte sich Roswitha.

„Doch, natürlich. Aber sei doch mal still“, flüsterte Gerda und legte einen Finger an den Mund.

Jetzt hörte Roswitha es auch.

„Hallo, hallo, die Kohlen!“, tönte eine Stimme. Sie kam aus dem Hinterhof.

Gerda rannte zum Fenster. Dort stand er! Schnell schlüpfte sie in ihre Schuhe und riss die Wohnungstür auf.

Roswitha sah ihr grinsend nach.

Gerdas Herz klopfte ihr bis zum Hals, als sie im Hinterhof ankam. Dort wartete bereits der junge Kohlenhändler Matuschke neben seinem Wagen und rief alle Bewohner des Hauses zusammen.

„Wer braucht Kohlen? Hallo, hallo, die Kohlen!“

Als er Gerda erblickte, grinste er. Die Wangen des Händlers waren schwarz vom Kohlenstaub. Aber das war Gerda egal. Für sie war dieser Mann der schönste auf der ganzen Welt!

Verzückt sah Gerda zu, wie er sich seine schmutzigen Hände an seiner Hose abklopfte.

„Braucht ihr Kohlen?“, fragte Matuschke und sah Gerda dabei tief in die Augen.

Gerda nickte und ging wie auf Wolken zur Luke, die in den Kohlenkeller führte.

Der Händler hob einen Sack Kohlen von seinem Wagen und warf ihn sich über die Schulter.

„Der ist bestimmt schwer“, stammelte Gerda. Das war nicht gerade ein kluger Satz. Aber ein besserer war ihr vor lauter Aufregung nicht eingefallen.

„Für mich nicht“, grinste Matuschke breit. Er stellte den Sack auf den Boden und kippte die Kohlen geschickt in den Keller.

Das Poltern der Kohlen klang in Gerdas Ohren noch viel schöner als der Schlager, den sie eben mit Roswitha gehört hatte.

Matuschke richtete sich wieder auf und rückte seine Schirmmütze auf dem Kopf zurecht.

Verlegen trat Gerda von einem Fuß auf den anderen.

„Na, dann", meinte sie und sah den Kohlenhändler verlegen an.

Matuschke zwinkerte ihr zu.

„Musst du jetzt die Kohlen im Keller stapeln?", fragte er.

Gerda nickte. Das hatte sie heute ihrer Mutter freiwillig angeboten.

„Das ist ja eigentlich gar keine Aufgabe für so ein schönes Mädchen wie dich", schmeichelte der Kohlenhändler. Er streckte seine Hand aus und strich Gerda über die Wange. Dann hob er die Hand und winkte Gerda zu, ehe er zurück zu seinem Kohlewagen ging und wieder verschwand.

Gerda blickte ihm sehnsüchtig nach.

„Bis zum nächsten Mal", hauchte sie träumerisch.

Aber das konnte der junge Matuschke schon nicht mehr hören.

Das Aufstapeln der Kohlen musste warten. Dazu war Gerda gerade viel zu aufgedreht. In ihrem Bauch kribbelte es so merkwürdig, als hätte sie zu viel Brause getrunken. Schnell lief sie hoch zu Roswithas Wohnung und schob die angelehnte Tür auf.

„Komm rein", winkte die Freundin Gerda in die Küche.

„Na, du bist ja wirklich in den Kohlenhändler verliebt", meinte Roswitha unverblümt, als sie eintrat.

Gerda merkte, wie ihre Wangen sich rot färbten.

„Du musst nichts sagen. Man merkt es sowieso", lachte Roswitha.

„Wirklich?", stotterte Gerda.

„Und ich glaube, er mag dich auch", sagte Roswitha und nickte.

Gerda sah ihre Freundin zweifelnd an.

„Glaubst du?", fragte sie zögernd.

Roswitha grinste.

„Immerhin hat er dir über die Wange gestrichen."

Verblüfft sah Gerda ihre Freundin an.

„Woher weißt du das?", zischte sie erschrocken. „Hast du uns vom Fenster aus beobachtet?"

Roswitha schüttelte lachend den Kopf. Dann deutete sie auf Gerdas Gesicht.

„Das war gar nicht nötig. Schau doch mal in den Spiegel."

Gerda ging in den Flur der Nachbarswohnung und trat vor den Spiegel, der dort an der Wand hing. Jetzt sah sie es auch! Auf ihrer linken Wange war ein schwarzer Handabdruck!

„Eigentlich sollte ich mich jetzt nie wieder waschen", flüsterte sie beseelt.

Roswitha stellte sich hinter Gerda und grinste.

„Das würde ich an deiner Stelle schon machen. Denn sonst musst du deinen Eltern erklären, wieso du so herumläufst. Und vor allem, woher der Abdruck auf deiner Wange stammt."

Gerda nickte. Da hatte ihre Freundin natürlich Recht.

„Aber das bleibt unter uns", flüsterte Gerda mit verschwörerischer Stimme.

Roswitha nickte und hob eine Hand zum Schwur.

„Natürlich. Was denkst du denn?", meinte sie gespielt entrüstet.

Hoffentlich hielt ihre Freundin auch, was sie versprach. Gerda wollte nämlich auf keinen Fall, dass alle Mädchen in der Schule von ihrer Schwärmerei für den Kohlenhändler erfuhren.

„Und jetzt wasch dir das Gesicht und komm wieder in die Küche. Dann können wir weiter Radio hören", schlug Roswitha vor und zwinkerte kokett.

Lassen Sie erzählen:

* In wen waren Sie einmal heimlich verliebt?
* Hat bei Ihnen auch der Kohlenhändler früher die Kohlen gebracht?
* Wie sah es in Ihrem Kohlenkeller aus?

✓ Was Sie noch tun können ...

In den Kohlensack greifen

Besorgen Sie sich einen Stoffbeutel und füllen Sie ihn mit unterschiedlichen, runden Dingen, z. B. einem Igelball, einem flachen, runden Kieselstein, einem großen Watteball und einem Tennisball. Laden Sie Ihre Zuhörer ein, in den „Kohlensack" nach einem Teil zu greifen. Fragen Sie nach, ob Ihre Zuhörer erkennen, was sie ertastet haben. Dann können die Gegenstände aus dem „Kohlensack" geholt werden. War die Vermutung richtig?

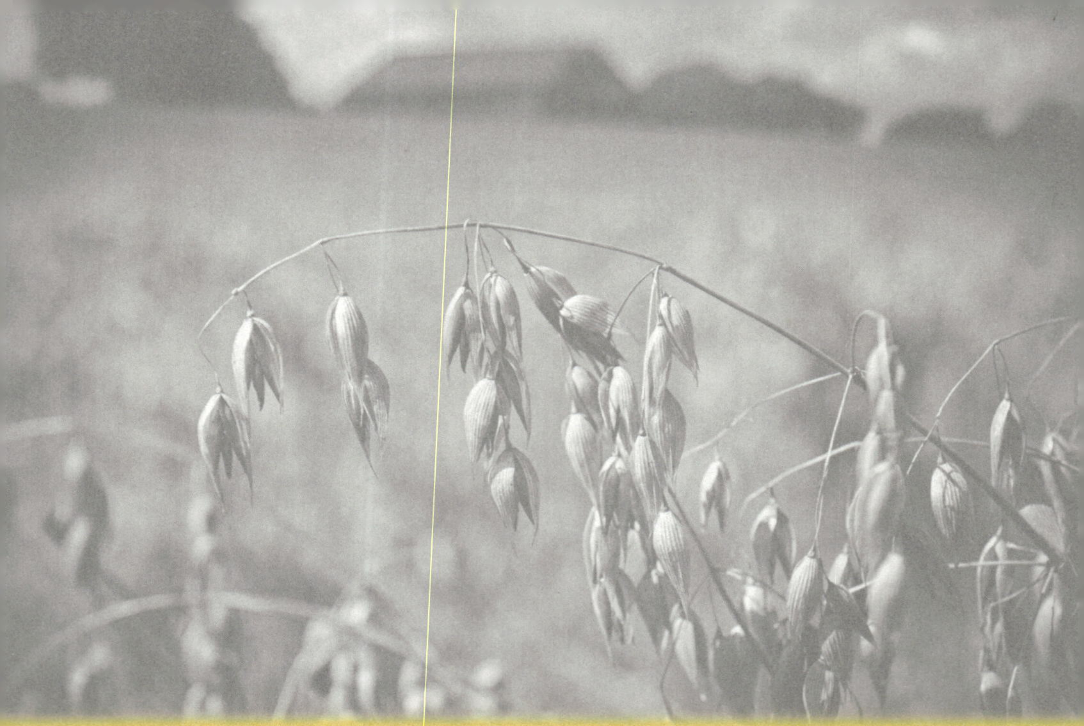

Der Verkehrspolizist

„Wolfgang, du siehst wirklich sehr schick aus“, sagte meine Ilse. Sie fingerte an den Knöpfen meiner weißen Uniform herum und strahlte mich an.

Auch ich war ziemlich stolz, das musste ich zugeben. Alles lief in meinem Leben wie am Schnürchen. Ilse und ich waren frisch verheiratet und sehr glücklich miteinander. Wir wohnten in einer schönen, kleinen Mietwohnung. Dort hatten wir uns mit wenigen Mitteln gemütlich eingerichtet. Ich hatte eine anständige Arbeit als Polizist. Dort verdiente ich ganz gut. Wir konnten zwar keine besonders großen Sprünge machen. Aber wenn wir das Geld beisammenhielten, konnten wir uns gelegentlich auch etwas leisten.

Und nun sollte ich als Erster in unserer Stadt das Amt des Verkehrspolizisten übernehmen. Dafür hatte ich eine weiße Uniform bekommen, damit man mich schon von Weitem sehen konnte.

In den letzten Jahren fuhren immer mehr Autos in unserer Stadt. Gerade in den Morgen- und Nachmittagsstunden war ganz schön was los. Darum war das Regeln des Verkehrs an der wichtigsten Kreuzung in unserer Stadt notwendig geworden. Die Stadt hatte deshalb eine Verkehrsampel in der Mitte der Kreuzung aufgestellt. Das war eine Art große Tonne. Sie war weiß und hatte gut sichtbare, rote Diagonalstreifen. In so eine Verkehrskanzel sollte ich mich von nun an stellen und für unfallfreie Fahrt sorgen.

Wir selbst hatten gar kein Auto. Eigentlich spielte ich schon länger mit dem Gedanken, für uns einen VW

„Käfer" zu kaufen. Der war für 4 000 Mark zu haben. Aber dafür mussten wir leider noch ein Weilchen sparen. Ein Opel „Olympia" hätte mir auch gefallen. Der war allerdings um einiges teurer. Weil mich aber alle Autos sehr interessierten, war die Arbeit als Verkehrspolizist wirklich wunderbar. So konnte ich den lieben langen Tag ständig die Autos der anderen bewundern und mir sozusagen nebenbei die unterschiedlichsten Marken ansehen.

„Du musst los, Wolfgang", riss mich Ilse aus meinen Gedanken.

Sie hatte Recht. Ich wollte schließlich an meinem ersten Tag als Verkehrspolizist auf keinen Fall zu spät kommen. Ich drehte mich vor Ilse im Kreis, damit sie mich noch einmal bewundern konnte. Dann öffnete ich die Wohnungstür.

„Ich werde heute die Augen offen halten, wenn ich zum Einkaufen gehe", meinte Ilse zum Abschied. „Ich will dich schließlich auch bei der Arbeit sehen."

Pünktlich stellte ich mich an meinen Posten in die Verkehrskanzel. Meine Handzeichen, die ich zu geben hatte, konnte ich im Schlaf. Die Autofahrer schauten konzentriert aus ihren Frontscheiben auf mich. Ich streckte meine beiden Arme seitlich aus. Die Autos, die auf mich zufuhren, mussten an der Kreuzung anhalten. Die, die mich von der Seite sahen, hatten freie Fahrt. Der Verkehr lief reibungslos. Ein grüner Ford „Taunus 12 M" fuhr stadtauswärts. Hinter ihm bog ein roter Borgward „Lloyd" nach rechts in die Innenstadt ab. Alles lief wie geschmiert. Einmal machte ich große Augen: Ein „Barockengel" von BMW überquerte meine Kreuzung. Das war wirklich die Wucht. Ich musste aufpassen, dass ich dem Auto nicht nachstarrte, sondern stattdessen weiter gewissenhaft auf der Stelle stehen blieb und meine Handzeichen gab.

Kurz bevor meine Schicht zu Ende war, wurde es ruhig auf den Straßen. Das war sicherlich auch ein Grund, warum ich mich zu dem hinreißen ließ, was nun folgte.

Meine Ilse hatte ja versprochen, an der Kreuzung, an der ich den Verkehr regeln sollte, vorbeizukommen. Und das tat sie auch.

Zuerst bemerkte ich gar nicht, dass meine Frau hinter mir vorbeispazierte. Sie blieb genau auf meiner Höhe am Bürgersteig stehen. Erst als sie mich ansprach, wurde ich aufmerksam.

„Wolfgang, hallo!", rief sie laut.

Ich drehte ganz kurz meinen Kopf.

Ilse lächelte mich an.

Ich lächelte zurück. Gerade wollte ich meinen Kopf wieder abwenden und nach dem Verkehr sehen, als Ilse ihre Hand hob und mir zuwinkte.

Und ich? Ich winkte gewohnheitsmäßig zurück. Nur ganz kurz. Und nur mit halb erhobener Hand. Aber das reichte.

Von den Autofahrern auf der Kreuzung wurde das leider als Handzeichen verstanden. Und zwar von den Fahrern aus jeder Richtung. Auf der einen Seite gab ein Opel „Kapitän" kräftig Gas. Rechts von ihm fuhr ein Messerschmitt-Kabinenroller los. Und plötzlich krachte es. Etwas klirrte. Blech schrammte an Blech.

Aus den Augenwinkeln sah ich, wie Ilse entsetzt ihre Hand vor den Mund schlug.

Erschrocken fuhr ich herum. Da sah ich die Bescherung. Es hatte einen Zusammenstoß gegeben. Hastig kletterte ich von meiner Verkehrskanzel und eilte zu den beiden Unfallwagen.

Der Opelfahrer war aus seinem Auto geklettert und funkelte mich wütend an.

„Bei allem Respekt, verehrter Ordnungshüter, aber das war eindeutig Ihr Verschulden“, blaffte er mich an.

Ich hob beschwichtigend die Hand.

Der Fahrer des Kabinenrollers stieg ebenfalls aus.

„Sie können doch nicht einfach losfahren!“, schrie er den Opelfahrer an. Dann beugte er sich zur Delle an seinem Fahrzeug und begutachtete sie.

Der Fahrer des Kabinenrollers hatte Recht! Eigentlich hätte niemand fahren dürfen. Denn sobald ich als Verkehrspolizist meine Hand hob, bedeutete das „Achtung! Stehen bleiben!“. Natürlich war ich nicht unschuldig an dem Unfall. Denn ich hätte Ilse nie zuwinken dürfen. Aber zugeben wollte ich das vor den beiden Autofahrern nicht.

Letztlich meldeten die beiden Fahrer ihren Schaden bei ihren Versicherungen. Ich kam ungeschoren davon. Mein Dienststellenleiter ermahnte mich allerdings. Irgendwie hatte er von der Sache Wind bekommen. Aber damit konnte ich leben. Ich durfte weiterhin als Verkehrspolizist arbeiten. So eine Unachtsamkeit wie damals passierte mir allerdings nicht wieder. Gut, dass diese unsägliche Episode schnell vergessen war. Besonders auch deshalb, weil wir uns wenige Monate später wirklich einen eigenen VW „Käfer“ kauften.

Lassen Sie erzählen:

* Welches Auto sind Sie früher gefahren?
* An welche Automarken können Sie sich noch erinnern?
* Welchen Beruf hatten Sie früher?

✓ Was Sie noch tun können ...

Verkehrspolizisten-Gymnastik

Laden Sie Ihre Zuhörer zu einer kleinen „Verkehrspolizisten-Gymnastik" ein. Dazu geben Sie bekannte Handzeichen von Verkehrspolizisten und bitten die Zuhörer, mitzumachen: den rechten Arm heben, den Oberkörper zur rechten Seite drehen, den linken Arm heben, den Oberkörper zur linken Seite drehen. Beide Arme seitlich ausstrecken und dabei den Oberkörper nach rechts und links drehen.

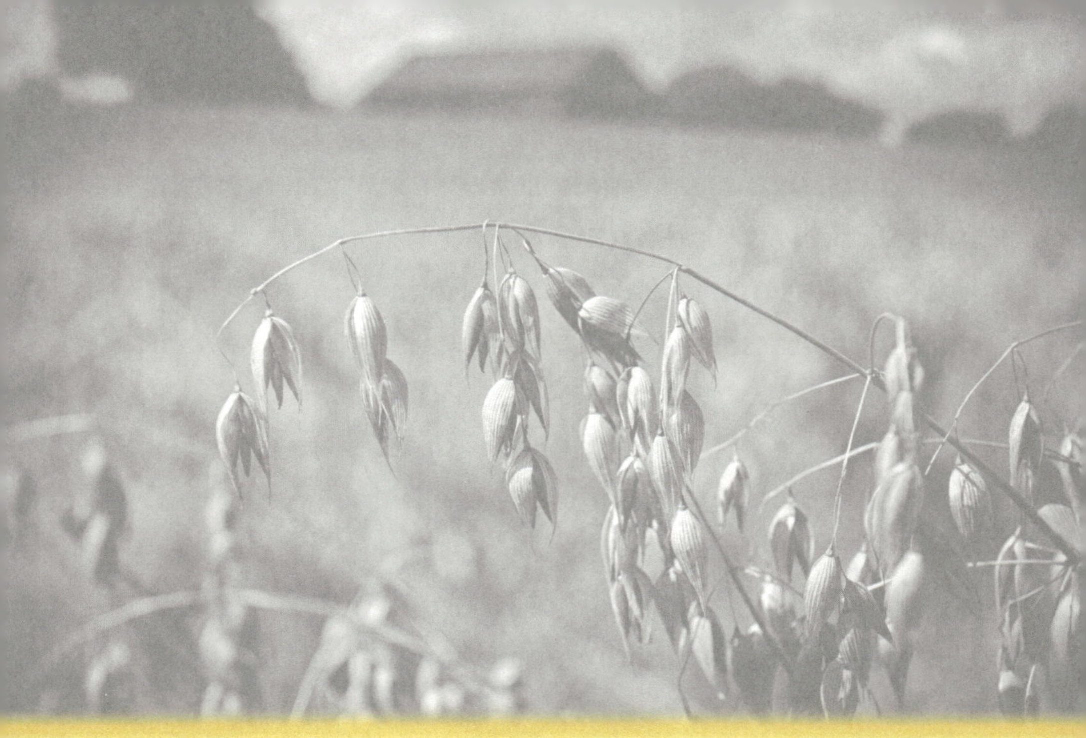

Der Zirkus ist in der Stadt

Als junges Mädchen war ich im Turnverein. Wir trafen uns jede Woche und machten in der Turnhalle am Bergstein Gymnastik. Anschließend gingen meine Freundin Hedwig und ich immer gemeinsam nach Hause. Unser Weg führte uns über den Karlsplatz. Dort mussten wir eine kleine Pause einlegen, denn am Rand des Platzes stand eine große Litfaßsäule. Und da gab es allerlei zu entdecken. An einem Abend im Mai blieb ich fasziniert vor einem der Plakate stehen.

„Hedwig, schau! Ein Zirkus ist in der Stadt", freute ich mich. Schon als Kind hatte mich mein Vater einige Male in den Zirkus mitgenommen. Die Faszination für Tiernummern, Artisten und Clownerie hatte ich mir bewahrt.

Das Plakat zeigte zwei Turner, die kopfüber an einem Trapez hingen.

„Pepino-Zirkus. Am Bahnhof Neustadt. Mit Akrobaten, Dompteuren und dem dummen August", las Hedwig vor.

„Da gehen wir hin", beschloss ich.

Hedwig musste ich nicht lange überreden.

„Da bin ich dabei! Ob die Akrobaten auch so gut turnen wie wir?", scherzte sie und hakte sich bei mir unter.

„Ich würde das auch gern können. Mich verbiegen wie eine Schlangenfrau. Oder hoch oben in der Luft Saltos machen", meinte ich. Verklärt warf ich einen letzten Blick auf das Plakat. Dann gingen wir weiter.

Zwei Tage später trafen Hedwig und ich uns am frühen Abend, um zur Wiese hinter dem Bahnhof zu gehen. Wir hatten uns für den Abend im Zirkus richtig fein gemacht. Ich trug mein neues Kleid mit weit schwingendem Rock und drunter Perlonstrümpfe. Hedwig hatte ihr rotes Kleid mit den weißen Tupfen an und stöckelte auf ihren neuen Schuhen mit Pfennigabsätzen neben mir her.

„Ich freu mich schon", plapperte ich aufgeregt. „Vor allem auf die Trapezkünstler."

Hedwig nickte. Als Turnerinnen wollten wir eben vor allem echte Vorbilder zu Gesicht bekommen.

Das Zirkuszelt war schon von Weitem zu sehen. Bunte Fähnchen baumelten an Seilen, die von der Zeltspitze bis zum Boden reichten. Schmissige Musik empfing uns, als wir an das Kassenhäuschen traten, um unseren Eintritt zu bezahlen. Wir betraten das Zelt und suchten uns einen Platz auf einer der Holzbänke in der dritten Reihe.

„Von da haben wir alles am besten im Blick", war sich Hedwig sicher.

Das Zelt füllte sich schnell. Beinahe jeder Platz war besetzt. Seitlich neben dem Vorhang an der Stirnseite der Manege saß eine kleine Musikkapelle. Ich wippte gut gelaunt zur eingängigen Melodie, die sie spielte.

„Hier riecht es nach echter Zirkusluft", flüsterte Hedwig.

Ich zog genüsslich die Luft ein. Stimmt! Es roch nach Sägemehl. Das war großzügig im Rund der Manege ausgebracht. Außerdem roch es noch nach einem Hauch von Pferd und nach den unterschiedlichsten Noten von Eau de Cologne, das die Zirkusgäste aufgesprüht hatten.

Die Musik spielte einen Tusch. Dann war es mucksmäuschenstill im Zelt. Der Vorhang wurde beiseitegeschoben und ein Mann betrat die Manege. Er lupfte seinen Zylinder, den er auf dem Kopf trug.

„Meine sehr verehrten Damen und Herren, wertes Publikum", begrüßte er die Besucher mit angenehm tiefer Stimme. Dabei breitete er seine Arme aus.

Ich sah, dass er elegante Glacéhandschuhe trug. Seine Füße steckten in langen, glänzenden, schwarzen Stiefeln.

„Willkommen im Zirkus Pepino. Begrüßen Sie mit mir die Clowns Willi und Billi!"

Ich klatschte begeistert.

Der Zirkusdirektor verschwand. Gleichzeitig lief ein lustig angezogener Mann auf Händen in die Manege. Ein zweiter kam Purzelbäume schlagend hinter ihm her. Der Zirkusdirektor kam mit einer Hand voll Hüten zurück. Einer der beiden Clowns nahm den anderen huckepack auf die Schultern. Der Zirkusdirektor warf ihnen den ersten Hut zu. Den fing der obere Clown nach ein paar Verrenkungen mit seinem Kopf auf. Ebenso den zweiten und dritten. Das sah so komisch aus, dass Hedwig und ich uns vor Lachen die Bäuche hielten.

Nach den Clowns kam eine Pferdenummer. Ein Dompteur ritt auf einem prächtigen Schimmel in die Manege.

„Schau nur, wie elegant das aussieht", rief ich begeistert.

Hedwig und ich klatschten laut Applaus.

Der Reiter ließ das Pferd Pirouetten drehen, während er auf dessen Rücken saß. Er gab ein Kommando und schon schritt das Pferd mit den Vorderhufen auf der Manegenumrandung entlang. Am Schluss kam das Beste: Das Pferd machte eine tiefe Verbeugung. Es ließ seine Vorderbeine einknicken und senkte den Kopf zu Boden. Der Dompteur auf dem Pferd winkte ins Publikum.

„Wirklich eine Schau!", jubelte Hedwig.

Dann kam die Nummer, auf die wir schon hingefiebert hatten. Der Zirkusdirektor kündigte die Trapezkünstlerinnen an.

„Freuen Sie sich mit mir auf Ronja und Ramona!", rief er und zog den Vorhang beiseite.

Zwei Frauen in engen Turnanzügen kamen in die Manege gelaufen. Hinter ihnen trugen vier Männer ein großes Tuch herein. Ronja und Ramona gingen zu den beiden Leitern, die rechts und links neben der Manege an den Stützpfeilern des Zirkuszeltes angebracht waren. Leichtfüßig kletterten sie nach oben. Dort banden sie die Trapeze los und schwangen sich damit durch die Luft.

Unten hatten die Männer das große Tuch ausgebreitet und hielten es straff gespannt. Doch wir Zuschauer hatten nur Augen für die waghalsigen Kunststücke, die die Damen am Trapez vollführten.

Ronja saß auf der Stange ihres Trapezes und schaukelte hin und her. Ramona baumelte mit der Trapezstange in den Kniekehlen kopfüber in der Luft. Als Ramona nahe an Ronja herangeschwungen war, streckte sie ihre Arme aus. Ronja ließ sich nach vorn kippen. Da geschah es! Als sie die Hände von Ramona fassen wollte, griff sie daneben.

Ich stieß einen spitzen Schrei aus.

„Oh, mein Gott!“, kreischte Hedwig neben mir.

Wir sahen vor Schreck erstarrt, wie Ronja nach unten stürzte. Ich klammerte mich entsetzt an Hedwig fest.

Keine Sekunde später landete Ronja in dem von den Männern gespannten Tuch. Alle im Zirkuszelt hielten den Atem an.

Die Männer legten das Tuch, in dem Ronja aufgefangen worden war, auf dem Boden ab.

Ich traute meinen Augen kaum: Ronja sprang sofort auf, lief wieder zur Leiter und kletterte erneut zu ihrem Trapez hoch.

Ich hörte, wie alle Leute um mich herum hörbar ausatmeten.

Ronja saß schon wieder auf ihrer Trapezstange. Sie holte Schwung. Ramona streckte erneut ihre Hände nach ihrer Kollegin aus. Ronja ließ sich fallen. Und diesmal klappte das Kunststück perfekt! Ronja wurde an den Händen von Ramona durch die Luft geschwungen!

Ich klatschte so laut ich konnte. Auch alle anderen Leute im Zirkuszelt spendeten donnernden Applaus.

„Ich glaube, das will ich gar nicht können", flüsterte ich Hedwig zu, als ich mich wieder gefasst hatte.

„Ich auch nicht", meinte Hedwig. „Da ist mir unsere Gymnastik viel lieber. Die ist wenigstens nicht gefährlich."

Ich nickte. Dann versuchte ich, den Rest der Zirkusvorstellung zu genießen – obwohl mein Herz immer noch wie wild schlug und sich erst langsam wieder beruhigte.

Lassen Sie erzählen:

* Haben Sie früher auch gern einen Zirkus besucht?
* Wo gastierten Zirkusse in Ihrer Umgebung?
* Was hat Ihnen an einer Zirkusvorstellung am besten gefallen?
* Welche Kunststücke konnten Sie früher?

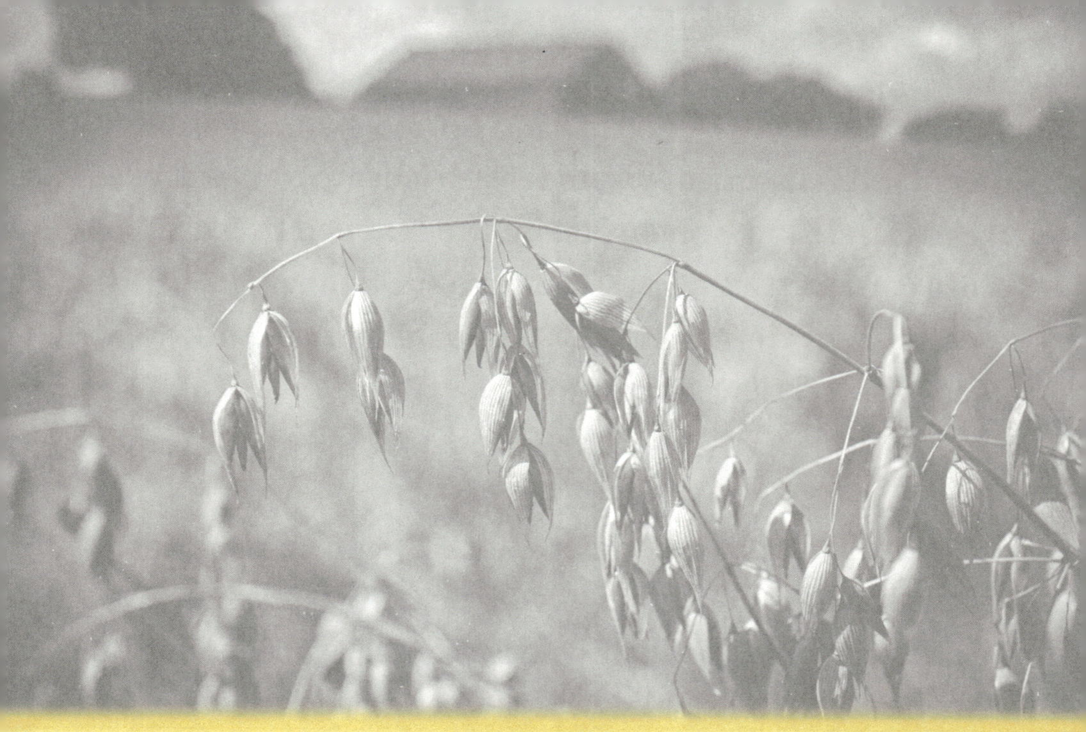

Der Scherenschleifer

Für uns Kinder war früher im Dorf immer etwas los. Wir trafen uns jeden Tag nach der Schule auf dem Dorfplatz und spielten zusammen. Bei den Mädchen war Gummitwist oder Seilspringen besonders beliebt. Jungen und Mädchen spielten gern gemeinsam Hüpfspiele. Dazu malten wir uns „Himmel-und-Hölle"-Kästchen mit Kreidestummeln auf die Straße auf.

Wir Jungen spielten aber am liebsten Fußball. Mein Freund Werner hatte sogar einen echten Lederball, den er hütete wie seinen Augapfel. Nach jedem Spiel wischte er das Leder mit seinem Pullover trocken und trug den Ball vorsichtig nach Hause, als wäre er ein rohes Ei. Aber obwohl uns nie langweilig wurde, waren wir doch für jede Abwechslung zu haben.

Einer der Höhepunkte für uns war es, wenn Besucher ins Dorf kamen. Handwerker auf der Walz, fliegende Händler oder andere, die ihre Dienste feilboten, kamen immer wieder vorbei. Besonders willkommen war uns der alte Scherenschleifer. Er zog mit seinem zweirädrigen Karren von Dorf zu Dorf. Bei uns kam er alle paar Monate vorbei.

War der Scherenschleifer mit seinem Karren auf dem Dorfplatz angekommen, holte er seine Messingglocke hervor und schellte damit. Die Glocke hallte so laut, dass man sie im ganzen Dorf hören konnte. Waren die Glockentöne verklungen, rief er immer wieder: „Liebe Leute, der Scherenschleifer, der ist da! Ich schleif euch Messer und Scheren. Weil's vieles gibt, was abgestumpft und schartig ist. Nur keine Scheu. Ich bin's, der Scherenschleifer!"

Und dann hob er seine Glocke erneut und bimmelte, was das Zeug hielt.

Am meisten faszinierte mich am Scherenschleifer, dass er ohne Punkt und Komma redete, schrie und plapperte. Wenn ich an einem Tag zu Hause besonders viel zu erzählen hatte, sagte meine Mutter immer zu mir: „Heute hast du ein Mundwerk wie ein Scherenschleifer!"

In dem Augenblick, da wir Kinder die Glocke und den Ruf des Scherenschleifers hörten, liefen wir alle nach Hause. Dort ließen wir uns von unseren Müttern Scheren und Messer geben, um sie auf den Dorfplatz zum Schleifen zu bringen. Sobald wir alle in einer Reihe vor dem Karren des Scherenschleifers anstanden, legte er los. Auf seinem Wagen war der Schleifbock. Der Schleifstein wurde über einen Antrieb mit einem Fußpedal in Bewegung gesetzt.

„Auf geht's!" Der Scherenschleifer trat geschickt auf das Pedal und der Schleifstein begann, zu rasen.

„Los, los, her mit den Messern! Los, los!", rief der Scherenschleifer uns Kindern zu.

Nacheinander reichten wir ihm Messer um Messer, Schere um Schere.

„Wasser, schnell! Na los, na los!", schrie er zwischendurch.

Einer von uns lief los und schöpfte mit einem kleinen Eimer etwas Wasser aus dem Dorfbrunnen.

„Her damit!", rief der Scherenschleifer. Mit dem Wasser kühlte er seinen Schleifstein, damit er nicht heiß lief.

Wenn der Scherenschleifer nicht gerade plapperte, sang er bei der Arbeit sein Scherenschleiferlied:

Es kam ein fremder Schleifer daher,
er schleift die Messer und die Scher.
Fi-de-fi-de-ral-la-la, ri-o-la-la,
schleift die Messer und die Scher.

Das Lied hatte an die acht Strophen und wir Kinder konnten sie natürlich auswendig und sangen kräftig mit. Dazu tanzten wir rund um den Karren des Scherenschleifers herum.

Was uns aber immer am meisten Vergnügen bereitete, war, dass uns der Scherenschleifer zu seinen Komplizen machte. Denn wenn er die Scheren und Messer eines Kindes fertig geschliffen hatte, raunte er: „Los, los! Lauf und hol mir ein Stückchen Brot!"

Zum nächsten Kind meinte er: „Deine Mutter hat bestimmt Kuchen gebacken. Bring mir ein Stück davon."

Dem übernächsten zwinkerte er zu: „Trockene Sachen kann ein Mann gar nicht verdauen. Sei so gut, lauf heim und hol mir ein Fläschchen Bier."

Nach und nach kamen wir Kinder mit Proviant zum Scherenschleifer zurück. Meist hatten wir zu Hause gar nicht erst gefragt, sondern waren einfach in die Speisekammer geschlichen. Dort holten wir, was uns der Scherenschleifer aufgetragen hatte.

Manchmal wollte er die Leckereien auch gleich haben. Ich glaube, der Scherenschleifer war immer ziemlich ausgehungert, wenn er zu uns ins Dorf kam. Dann rief er: „Her damit, her damit. Kannst mir das Brot gleich in den Mund schieben!"

Kauend widmete er sich dann dem nächsten Messer. Sobald der Mund leer war, redete er sofort wieder wie ein Wasserfall: „Was? War das alles? Ist denn in euren Speisekammern nicht mehr zu holen?"

Das ließen wir uns meist nicht nachsagen und rannten noch einmal, um für den Scherenschleifer etwas Essbares zu stibitzen.

Es dauerte ziemlich lange, bis alle Messer und Scheren geschliffen waren. War der Scherenschleifer fertig, lupfte er seinen Hut, griff nach dem Karren und schob ihn aus unserem Dorf hinaus weiter ins nächste.

Wir Kinder liefen oft noch bis zur Kapelle am Dorfrand hinter ihm her und sangen für ihn zum Abschied das

Scherenschleiferlied. Dann winkten wir und liefen zurück nach Hause.

Mich erwartete dort immer schon meine Mutter, die sich von mir die geschliffenen Messer und Scheren zeigen ließ. Gekonnt fuhr sie mit dem Daumen über die Klinge, um die Schärfe zu prüfen. Mit der Arbeit des Scherenschleifers war sie aber eigentlich immer zufrieden.

Wenn meine Mutter an einem solchen Tag dann abends das Essen für uns zubereitete, schaute sie recht ratlos drein.

„Nein, nein, das gibt es doch nicht. Heute Mittag war doch noch eine ganze Kante Brot in der Speisekammer. Wo ist die bloß hingekommen?“, jammerte sie.

Ich sagte dazu kein Wort. Denn ich wollte weder mich noch den Scherenschleifer verraten. Aber im Nachhinein denke ich, dass meine Mutter genau wusste, was hier gespielt wurde. Und sie spielte die ihr zugedachte Rolle der Ahnungslosen eben auch ganz gut!

Lassen Sie erzählen:

* Kam zu Ihnen früher auch der Scherenschleifer?
* Welche anderen fliegenden Händler oder Durchreisenden haben früher noch Dienste oder Waren angeboten?

✓ Was Sie noch tun können ...

Volkslieder singen

Fragen Sie Ihre Zuhörer, ob sie das Scherenschleiferlied kennen und vielleicht singen können. Oder Sie wählen ein anderes bekanntes Volkslied, z. B. „Ach, du lieber Augustin", „Am Brunnen vor dem Tore". „Das Wandern ist des Müllers Lust". Singen Sie das ausgewählte Lied anschließend gemeinsam.

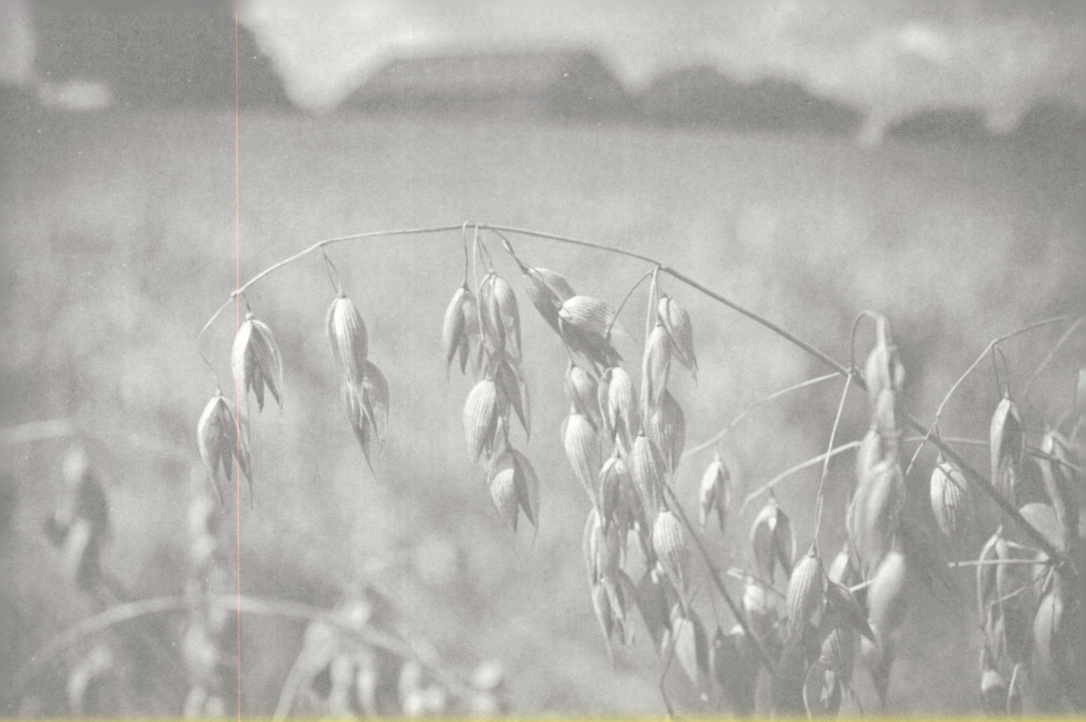

Das Traktorrennen

Als ich als junger Bauer zu Hause den Hof übernahm, ging ich mit der Zeit. Ich hatte mir Anfang der 1960er-Jahre einen nagelneuen Deutz-Traktor gekauft. Damit wurde die Arbeit auf dem Hof leichter. Natürlich sprach sich das im Dorf schnell herum. Und als ich am Sonntag nach der Kirche zum Stammtisch ging, wurde ich sofort mit Fragen überhäuft.

„Wie viel Zylinder hat er denn, dein neuer Traktor?“, fragte mich Hans.

Ich erklärte ihm, dass der Deutz ein Zweizylinder sei und dass der Motor 24 Pferdestärken habe.

„Respekt", murmelte Hans anerkennend. „Da machst du dem Günter Lang jetzt aber Konkurrenz", lachte er.

Günter Lang besaß den größten Bauernhof in unserem Dorf. Er hatte sich schon ein Jahr zuvor einen Traktor zugelegt. Noch dazu einen roten Porsche. Ansonsten war hier nur noch Manfred Spät ein Traktorbesitzer.

Der war auch bei der Stammtischrunde und grinste: „Ich habe einen Schlüter. Der zieht wunderbar. Wer braucht da einen Porsche?"

Wenige Minuten später gesellte sich der Großbauer Günter Lang zu uns.

„Hast du schon gehört? Peter hat jetzt auch einen Traktor", wurde er sofort von Hans informiert.

Günter musterte mich von oben herab und grinste.

„Das wird schon so eine Dampflok sein, die du dir da gekauft hast. Einen vernünftigen Traktor muss man sich leisten können."

Hans, Manfred und ich sahen uns an. Das war typisch Günter. Er riss einfach gern seinen Mund auf.

„Mein Traktor ist sicherlich wesentlich besser als deiner", lehnte ich mich weit aus dem Fenster.

„Das würde ich an deiner Stelle nicht ausprobieren wollen. Da würdest du jede Wette verlieren“, lachte Günter hämisch und winkte den Wirt an unseren Tisch. Nachdem er seine Bestellung aufgegeben hatte, wandte sich Günter wieder an mich.

„Wenn du dich traust, dann machen wir ein Traktorrennen. Dann werden wir ja sehen, welcher schneller ist.“

„Da bin ich mit dabei“, mischte sich Manfred ein. „Ich stecke eure Gefährte mit meinem Schlüter in die Tasche.“

Der ganze Stammtisch lachte, denn das konnte niemand so richtig ernst nehmen. Aber weil Manfred mitmachte, ließ ich mich tatsächlich auf die Wette ein.

„Abgemacht! Nächsten Samstag auf der großen Wiese hinter dem Fischteich“, schlug ich vor.

Günter und Manfred nickten. Dann besiegelten wir unsere Wette mit Handschlag.

„Und ich mach euch den Schiedsrichter“, rief uns der Wirt von der Theke aus zu.

Als ich beim Sonntagsessen meiner Frau Christa von der Wette erzählte, schüttelte sie missbilligend den Kopf.

„Was seid ihr Männer nur für Kindsköpfe! Die Traktoren sind für die Feldarbeit da und nicht, um damit Rennen zu fahren“, seufzte sie.

Aber dann musste sie bei dem Gedanken an das Spektakel am nächsten Wochenende doch grinsen.

„Ich werde es Ingeborg und Anne sagen. Die sollen noch ihre Nachbarn mitbringen. Dann habt ihr sogar Zuschauer."

Nachdem meine Frau nun voller Vorfreude schien, konnte ich zufrieden meinen Sonntagsbraten genießen.

In den Tagen bis zum Rennen verbrachte ich jede freie Minute am Abend nach der Feldarbeit bei meinem Traktor. Ich kontrollierte das Getriebe, polierte den Lack und horchte, ob er rundlief. Dann machte ich mich meist auf einen kleinen Spaziergang durchs Dorf, um heimlich bei Günter und Manfred vorbeizuschauen. Allerdings ungesehen. Ich wollte nämlich nur ausspähen, wie die beiden sich auf das Traktorrennen vorbereiteten. Leider bekam ich nicht viel zu sehen. Ich hörte zwar, dass die Männer auf ihren Höfen zugange waren. Aber leider taten sie das in ihren Scheunen. Und die Holztore hatten sie dabei natürlich zugezogen.

Was ich aber sehen konnte: Günter war sich seines Sieges ziemlich sicher. Denn noch am Freitag, dem Tag vor dem Rennen, sah ich ihn stolz auf seinem Traktor zum Feld fahren. Er hatte als Großbauer viel Arbeit und normalerweise schaute er dabei immer ziemlich ernst. Diesmal aber winkte er mir grinsend von seinem Traktor aus zu, als er an meinem Hof vorbeifuhr.

„Bis morgen, Peter. Und gräm dich nicht, dass du verlieren wirst!“, schrie er gegen den Lärm des Dieselmotors an.

Dann war es endlich Samstag. Am Rand der Wiese hatten sich etliche Leute versammelt. Darunter auch meine Frau Christa, die mir aufmunternd zunickte. Manfred, Günter und ich hatten unsere Traktoren an der Dorfseite der Wiese in einer Linie aufgestellt. Die Motoren liefen tuckernd.

Der Wirt stand wie versprochen neben unseren Fahrzeugen und erklärte uns die Rennregeln, die er sich ausgedacht hatte: „Ihr fahrt jetzt bis zum Ende der Wiese. Dort dreht ihr. Dann geht es zurück. Ich habe hier eine Linie aus Sägespänen in das Gras gestreut. Wer von euch die Linie als Erster überquert, der hat gewonnen. Den Sieger lade ich heute Abend auf ein Bier bei mir in der Wirtschaft ein.“

„Da freue ich mich schon drauf“, posaunte Günter von seinem Traktor herüber.

Der Wirt schüttelte grinsend den Kopf und gab das Startzeichen.

„Auf die Plätze, fertig, los!“

Manfred, Günter und ich gaben Gas. Ich kam gut los. Manfreds Kupplung klemmte immer ein bisschen, darum war er gleich im Rückstand. Natürlich war aber Günter sofort in Führung.

„Los, gib Gas!“, hörte ich Stimmen rufen.

Ich sah weder nach links noch nach rechts. Verbissen behielt ich meinen Gegner Günter, der vor mir fuhr, im Auge.

Plötzlich passierte es: Günters roter Porsche-Traktor fing zu stottern an. Ich war schon beinahe gleichauf mit meinem Deutz. Günters Traktor wurde immer langsamer. Er machte einen letzten Hüpfer. Dann blieb er mitten auf der Wiese stehen. Ich überholte den Porsche und klopfte mir schadenfroh lachend auf die Schenkel. Dabei verriss ich allerdings das Lenkrad etwas, sodass ich die Richtung verlor. Das nutzte Manfred für sich aus. Er fuhr grinsend erst an Günter, dann an mir vorbei. Selbst nach der Wende holte ich ihn nicht wieder ein. Und so fuhr Manfred als Erster über die Ziellinie. Ich kam als Zweiter an.

Und Günter? Der war mittlerweile von seinem Traktor geklettert und stand fluchend daneben.

„Was war denn los mit deinem tollen Schlepper?“, fragte ich halb im Ernst, halb im Spaß.

„Der Sprit war alle“, presste Günter zwischen seinen Zähnen hervor.

Ich traute meinen Ohren kaum! Günter, dieser Angeber, hatte doch glatt vergessen, seinen Traktor aufzutanken!

Am Abend nach dem Rennen versammelte sich dann das gesamte Dorf im Gasthaus. Der Wirt freute sich über so viele Gäste. Wir hatten alle viel Spaß und feierten dieses einzigartige Spektakel noch gebührend nach. Nur einer fehlte und das war Günter.

„Ich glaube, der lässt sich auch so schnell nicht am Stammtisch blicken“, vermutete Manfred.

„Zumindest wird er sich das nächste Mal genau überlegen, ob er wieder so eine große Klappe hat“, stimmte ich ihm zu. Dann feierten wir weiter.

Lassen Sie erzählen:

* Hatten Sie früher auch einen Traktor?
* Kennen Sie Traktormarken von früher?
* Haben Sie sich auch schon einmal an einer Wette beteiligt? Wie ist sie ausgegangen?
* Wo hat man sich bei Ihnen früher gern getroffen?
* Mit wem haben Sie gern gefeiert?

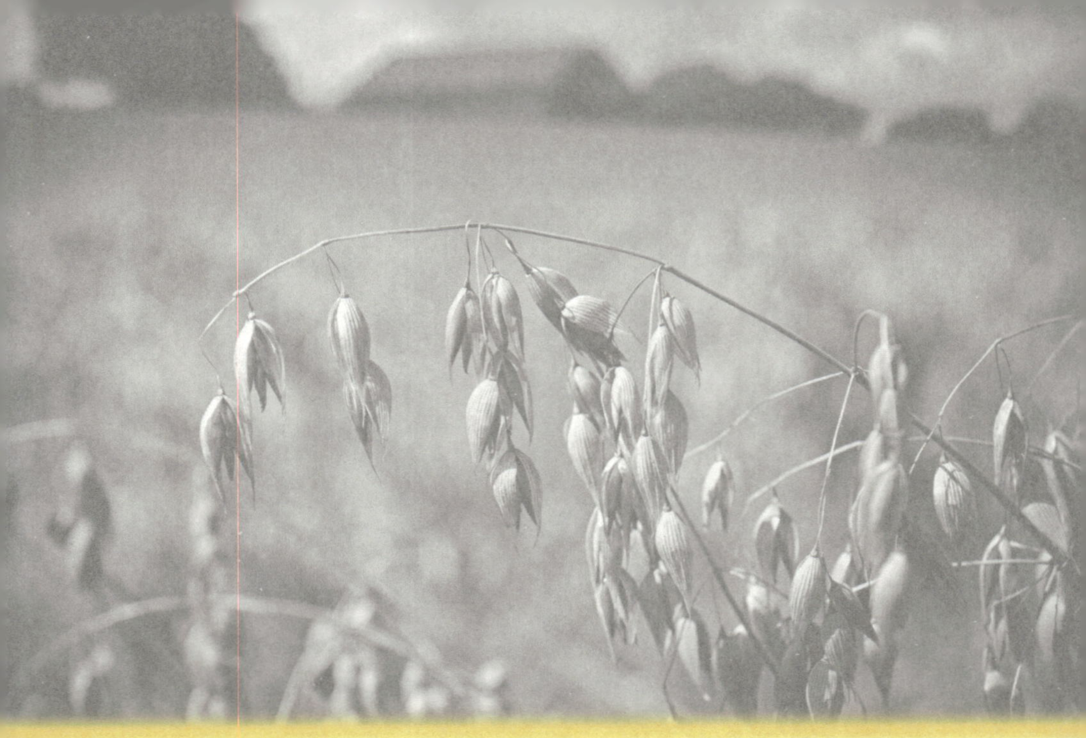

Nachbarschaftshilfe

Die Ernte war Anfang August bei uns im Dorf bereits voll im Gange. Den ganzen Tag verbrachten mein Mann, meine beiden Söhne und ich bei sengender Hitze auf dem Feld, um unser Getreide einzubringen. Mein Mann Alfred hatte dieses Jahr als einer der Ersten in unserer Gegend eine Dreschmaschine gekauft. Damit konnten wir das Mähen und Dreschen des Getreides in einem Arbeitsgang erledigen. Das erleichterte uns die Erntearbeit enorm. Dennoch war die Getreideernte eine anstrengende und vor allem staubige Angelegenheit.

Ich gehörte damals als Bäuerin dem Verband der Landfrauen an. Wir kümmerten uns vor allem darum, dass Feste und Bräuche gefeiert wurden. Mitte August war das Fest „Mariä Himmelfahrt“. An diesem Tag wurden bei uns in der Kirche Kräuter gesegnet. Dazu banden wir Landfrauen Kräutersträuße, die wir dann am 15. August mit in die Kirche nahmen. So musste ich mir neben der Ernte auch noch Zeit nehmen, um mich abends mit den anderen Landfrauen zu treffen.

„Wie weit seid ihr denn schon mit der Ernte?“, fragte mich Hannelore, als ich bei ihr ankam.

Ich setzte mich auf die Bank vor ihrem Haus.

„Zwei, drei Tage noch. Dann haben wir es geschafft. Hoffentlich hält das Wetter. Aber es sieht ganz danach aus“, meinte ich zuversichtlich.

Nach und nach trafen auch die anderen Landfrauen ein. Wir redeten und lachten.

„Wo bleibt denn Gertrud?“, fragte Jutta plötzlich und sah sich um.

Stimmt! Gertrud war sonst immer pünktlich. Aber heute ließ sie sich Zeit. Gerade als wir überlegten, was sie wohl aufgehalten haben mochte, kam sie mit dem Fahrrad auf Hannelores Hof gefahren.

„Da bist du ja", begrüßte ich sie und machte Platz auf der Bank. Da fiel mir auf, dass Gertrud ganz mitgenommen aussah. Ihr Gesicht war geschwollen und ihre Augen gerötet. Ich begriff sofort: Gertrud hatte geweint.

„Was ist denn passiert?", fragte ich sie erschrocken, sprang auf und lief zu ihr.

„Heinrich ...", stammelte sie. Dann schluchzte sie auf.

Alle anderen Landfrauen waren ebenfalls aufgestanden und stellten sich um Gertrud herum. Unsere Augen waren besorgt auf sie gerichtet.

„Er hatte einen Unfall. Mit dem Holzfuhrwerk. Dabei hat er sich das rechte Bein gebrochen. Jetzt liegt er mit einem Gipsbein zu Hause", sprudelte es aus ihr heraus.

„Und das gerade in der Erntezeit", meinte ich betroffen.

Gertrud war gleich wieder heimgefahren, nachdem sie uns alles berichtet hatte. Sie wollte ihren Mann nicht allein lassen. Außerdem blieb ja jetzt die ganze Arbeit an ihr hängen. Da musste sie bis spät abends werkeln und hatte natürlich keine Zeit für unser Landfrauentreffen.

„Das schafft Gertrud doch gar nicht“, stellte Jutta fest.

Wir anderen nickten.

„Wisst ihr noch, damals im Krieg?“, überlegte Jutta. „Heinrich war noch ein Junge. Aber er hat auf jedem Hof mit angepackt und immer allen geholfen.“

Das stimmte. Heinrich und Gertrud waren im ganzen Dorf dafür bekannt, dass sie jederzeit aushalfen, wenn Not am Mann war.

„Wir müssen Gertrud und Heinrich jetzt helfen“, beschlossen wir darum einstimmig.

„Egal ob es dieses Jahr Kräutersträuße zu Mariä Himmelfahrt gibt. Nachbarschaftshilfe ist jetzt viel wichtiger“, betonte Jutta.

Statt uns über das Binden der Kräuter zu unterhalten, planten wir, was nun zu tun war. Es wurde bereits dunkel, als wir uns alle verabschiedeten und nach Hause gingen.

Mein Mann saß in der Küche und wartete auf mich. Verwundert sah er auf, als ich eintrat.

„Alfred, du musst morgen nach dem Dreschen auf unserem Feld noch zu Heinrichs Weizenacker“, fiel ich gleich mit der Tür ins Haus. Schnell hatte ich erzählt, was passiert war. Und auch für meinen Mann war es eine Selbstverständlichkeit, zu helfen.

Wir Landfrauen hatten für jeden Tag eine andere Familie als Erntehelfer bei Heinrich und Gertrud eingeteilt. Alfred war allerdings jeden Abend mit dabei. Denn immerhin ging es mit unserer Dreschmaschine viel schneller als mit den Sensen oder Mähmaschinen der anderen Bauern. Das gesamte Dorf war so tagelang von früh morgens bis abends auf den Beinen. Wir Landfrauen trafen uns jeden zweiten Tag, um zu besprechen, wie die Arbeit voranging. Ein paar Tage später waren nicht nur unsere Felder, sondern auch die von Heinrich und Gertrud abgeerntet.

Als wir uns zwei Tage vor Mariä Himmelfahrt wieder auf dem Hof bei Hannelore trafen, kam Gertrud ebenfalls dazu. Diesmal war sie wieder ganz durcheinander. Aber aus einem vollkommen anderen Grund. Ihre Wangen waren gerötet und sie strahlte.

„Ich kann euch gar nicht sagen, wie dankbar ich euch bin", meinte sie gerührt. Sie drückte jeder von uns die Hand.

„Das war doch selbstverständlich", murmelte ich.

„Jetzt hab ich aber auch noch eine Überraschung für euch", zwinkerte Gertrud uns vielsagend zu. Sie winkte uns Landfrauen hinter sich her.

Gertrud schob ihr Fahrrad aus Hannelores Hof die Straße hinunter bis zu ihrem Gehöft. Neugierig folgten wir ihr.

Auf dem Hof angekommen, lehnte Gertrud ihr Fahrrad an die Hauswand und öffnete die Haustür.

„Kommt rein", grinste sie.

Wir Landfrauen betraten nacheinander Gertruds Küche. Auf der Eckbank saß Heinrich mit seinem Gipsbein. An der Tischkante lehnten zwei Holzkrücken. Er grinste uns breit an. Dann räusperte er sich und deutete auf den Korb, der neben ihm auf der Bank stand. Verblüfft schielten wir auf den Inhalt.

„Ich habe mir gedacht: Wenn ihr Landfrauen mir helft, werde ich euch auch helfen", lachte Heinrich und zog einen Kräuterstrauß aus dem Korb.

„Ich wusste ja von Gertrud, dass ihr wegen eurer Unterstützung dieses Jahr keine Kräutersträuße binden könnt. Und ich hab mir ja nur das Bein gebrochen. Laufen und arbeiten kann ich nicht. Aber meine beiden Hände funktionieren einwandfrei", erklärte er uns. Dabei hielt er seine Hände grinsend nach oben und drehte sie hin und her.

„Und da hab ich mir von Gertrud zeigen lassen, wie das Kräuterstraußbinden geht."

Begeistert nahm jede Landfrau einen Kräuterstrauß aus Heinrichs Korb. Gut, ein bisschen lockerer als üblich waren sie gebunden. Aber jeder Strauß bestand aus sieben verschiedenen Kräutern, wie sich das gehörte.

„Johanniskraut, Beifuß, Ringelblume, Kamille, Eisenkraut, Schafgarbe und Wermut", erklärte uns Heinrich stolz.

„Heinrich konnte eure Hilfe nur annehmen, wenn er irgendwie mithelfen konnte", erklärte Gertrud.

„Eigentlich ist das Kräutersträußbinden ja Frauenarbeit", meinte Heinrich verlegen.

„Ach, ich glaube, das ist der Muttergottes egal", lachte Jutta.

Und wir anderen Landfrauen lachten zustimmend mit.

„Im Gegenteil. Ich glaube, dieses Jahr haben die Kräutersträuße eine ganz besondere Wirkung. Denn es hat sie jemand gebunden, der immer für andere eintritt", betonte ich und zwinkerte Heinrich und Gertrud zu.

Lassen Sie erzählen:

* Haben Sie auch schon einmal einem Nachbarn geholfen oder Nachbarschaftshilfe erlebt?
* Haben Sie früher auch bei der Ernte geholfen?
* An welche Maschinen, die die Ernte erleichterten, erinnern Sie sich noch?
* Kennen Sie den Brauch des Kräuterstraußbindens zu Mariä Himmelfahrt?
* Welche Kräuter kamen früher in Ihren Kräuterstrauß?
* An welche Bräuche von früher können Sie sich noch erinnern?

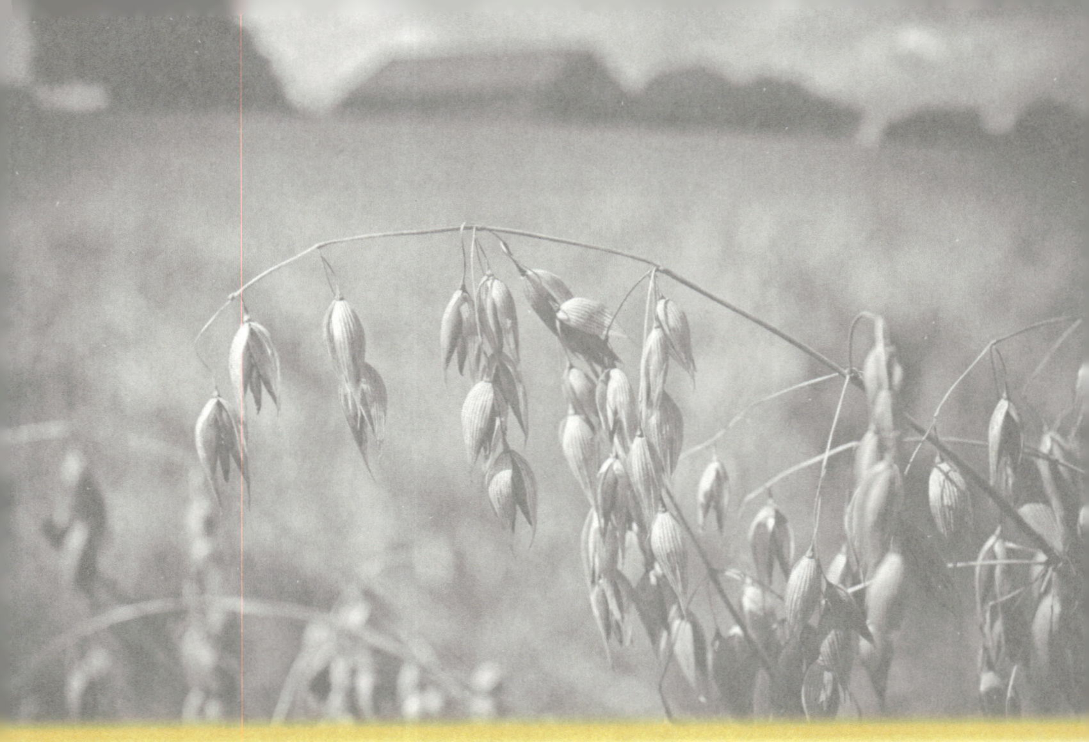

Die Landhebamme

In vielen Städten war es damals bereits normal, dass Geburten in Krankenhäusern stattfanden. Bei uns auf dem Land gab es aber noch lange Zeit Hausgeburten. Denn das nächste Krankenhaus war oft einfach zu weit entfernt. Außerdem hatten die wenigsten ein Auto. Deshalb konnten die werdenden Mütter auch nicht in eine Klinik gebracht werden. Und darum hatte ich damals alle Hände voll zu tun – ich war in unserem Dorf die Hebamme. So hatte ich schon über die

Jahre etliche Kinder auf die Welt geholt. Mein Mann Walter und ich waren kinderlos. Aber durch meine Arbeit als Landhebamme hatte ich so dennoch ständig Kinder um mich herum. Auch wenn es vielleicht komisch klingen mag: Babygeschrei war Musik in meinen Ohren. Und ich kann mich an jedes einzelne Kind erinnern, das ich auf die Welt geholt habe.

Besonders gut erinnere ich mich noch an eine Nacht im November Anfang der 1960er-Jahre. Es war elf Uhr abends. Mein Mann Walter und ich hatten uns längst schlafen gelegt. Da klingelte das Telefon. Wir hatten als eine der wenigen im Ort eines, denn als Hebamme musste ich eben erreichbar sein. Schon beim ersten Läuten sprang ich aus dem Bett und lief in den Flur.

Der Bauer Ernst Junker war am Apparat. Er klang aufgeregt.

„Margarete, schnell, es geht los! Ich weiß nicht mehr, was ich mit Rosi noch anstellen soll“, rief er in den Hörer.

Das war etwas komisch. Denn Ernsts Frau hieß Helga und nicht Rosi. Aber den Versprecher führte ich auf die Aufregung des werdenden Vaters zurück. Außerdem war es für Helga noch gar nicht an der Zeit. Es würde also vermutlich eine Frühgeburt werden.

Ich atmete tief durch.

„Bin schon unterwegs. Beruhige dich. Und beruhige vor allem deine Frau", sagte ich gelassen.

„Wenn du meinst", murmelte Ernst und legte auf.

„Musst du weg, Margarete?", rief mein Mann aus dem Schlafzimmer.

„Schlaf weiter. Es wird spät", antwortete ich und griff nach meiner Hebammentasche. Ich prüfte, ob der Beckenzirkel, mein hölzernes Hörrohr, Nabelbinden, Klemmen und Handschuhe vollständig waren. Zufrieden ließ ich die Tasche zuschnappen und eilte nach draußen. Ich besaß ein eigenes Moped. Mit dem fuhr ich, so schnell das Gefährt eben lief, zum Junkerhof.

Bauer Ernst Junker erwartete mich schon vor der Haustür.

„Endlich! Wo bleibst du denn?", rief er aufgebracht, als ich mein Moped abgestellt und abgestiegen war.

„Schneller als schnell geht es eben nicht. Jetzt bin ich ja da", redete ich beruhigend auf Ernst ein. Dann griff ich nach meiner ledernen Hebammentasche. Ich hatte ja Erfahrung damit, wenn die Nerven blank lagen. Darum hatte ich ein dickes Fell und Unfreundlichkeiten machten mir in diesen Situationen nichts aus. Ich klopfte Ernst auf die Schulter und schob mich an ihm vorbei.

„Willst du dich jetzt erst in der guten Stube aufwärmen, oder was?“, blaffte Ernst mich an, als ich die Klinke der Haustür herunterdrückte.

Ich drehte mich nach dem Bauern um.

„Natürlich nicht. Ich will zu deiner Frau“, sprach ich langsam und deutlich zu Ernst. Dabei sah ich ihn fest an.

„Helga geht es gut“, meinte Ernst, trat zu mir und packte mich am Jackenärmel.

„Das kannst du vielleicht nicht so gut beurteilen wie ich“, sagte ich, nun doch schon etwas gereizt. „Lass mich jetzt zu ihr. Immerhin braucht sie meine Hilfe.“

Ernst sah mich irritiert an.

„Warum das denn?“, fragte er zögernd.

„Ernst, du hast mich doch angerufen, weil Helga gleich ihr Kind bekommen wird.“

Ich hatte jetzt meine Stimme erhoben und versuchte, mich aus dem Griff von Ernst zu befreien.

„Aber doch nicht Helga. Es geht um Rosi“, rief Ernst und zog mich kräftig hinter sich her.

War er jetzt verrückt geworden? Ich wollte schon protestieren. Aber dann sah ich, wo Ernst mich hinführte. Und dann hörte ich auch, wo ich gebraucht wurde. Wir standen vor der offenen Stalltür. Dahinter muhte laut eine Kuh und es klang, als hätte sie große Mühe. Mir schwante nichts Gutes.

„Rosi kalbt. Es geht schon ewig und nichts geht vorwärts. Ich konnte den Tierarzt nicht erreichen. Und da bist du mir eingefallen. Weil eine Hebamme sich doch auch mit schwierigen Geburten auskennt“, versuchte Ernst, mir die Lage nun zu erklären.

Erst wollte ich widersprechen. So etwas hatte ich wirklich noch nie erlebt! Aber dann hörte ich die jämmerlichen Schreie der Kuh.

„Na dann. Ich werde mein Bestes versuchen“, entschied ich und eilte zu Rosi.

Ernst hatte bereits einen Strick als Zughilfe für die kalbende Kuh zurechtgelegt.

„Bring heißes Wasser!“, rief ich gewohnheitsmäßig. Dann tastete ich den Bauch der Kuh ab und machte mich an die Arbeit.

Einige Zeit später hatte Rosi mit meiner Hilfe ein gesundes Kalb auf die Welt gebracht. Ich hockte erschöpft, aber zufrieden neben dem Kälbchen und rieb es mit Stroh ab.

„Das hast du hervorragend hinbekommen. Danke!“, stammelte Ernst verlegen.

Ich nickte und lächelte. Diese Geburt war für mich wirklich etwas ganz Besonderes gewesen. Ich rappelte mich hoch.

„Du brauchst mich ja jetzt nicht mehr“, sagte ich und wollte gerade gehen.

Da stellte Ernst sich mir in den Weg.

„Warte“, murmelte er und vergrub seine Hände in den Hosentaschen. Er musterte seine Schuhspitzen und räusperte sich. „Also, wenn es mit Helga so weit ist, dann kommst du aber auch?“

Ich fing schallend an, zu lachen.

„Aber natürlich! Das ist schließlich eigentlich meine Aufgabe. Sag deiner Frau schöne Grüße. Und sie soll sich ruhig noch Zeit lassen. In ein paar Wochen reicht es vollkommen.“

Ernst nickte erleichtert. Dann ließ er mich gehen.

Ich fuhr zufrieden nach Hause, freute mich auf mein Bett und darauf, meinem Mann Walter von diesem besonderen Hebammeneinsatz zu erzählen.

Lassen Sie erzählen:

* Gab es bei Ihnen früher auch eine Landhebamme, einen Landtierarzt oder einen Landarzt? Kamen die auch ins Haus oder auf den Hof?
* Haben Sie Kinder? Wo kamen die zur Welt?
* Waren Sie schon einmal bei der Geburt eines Tieres dabei?
* Hatten Sie früher Tiere oder ein Haustier?
* Haben Sie schon einmal eine lustige Verwechslung erlebt?

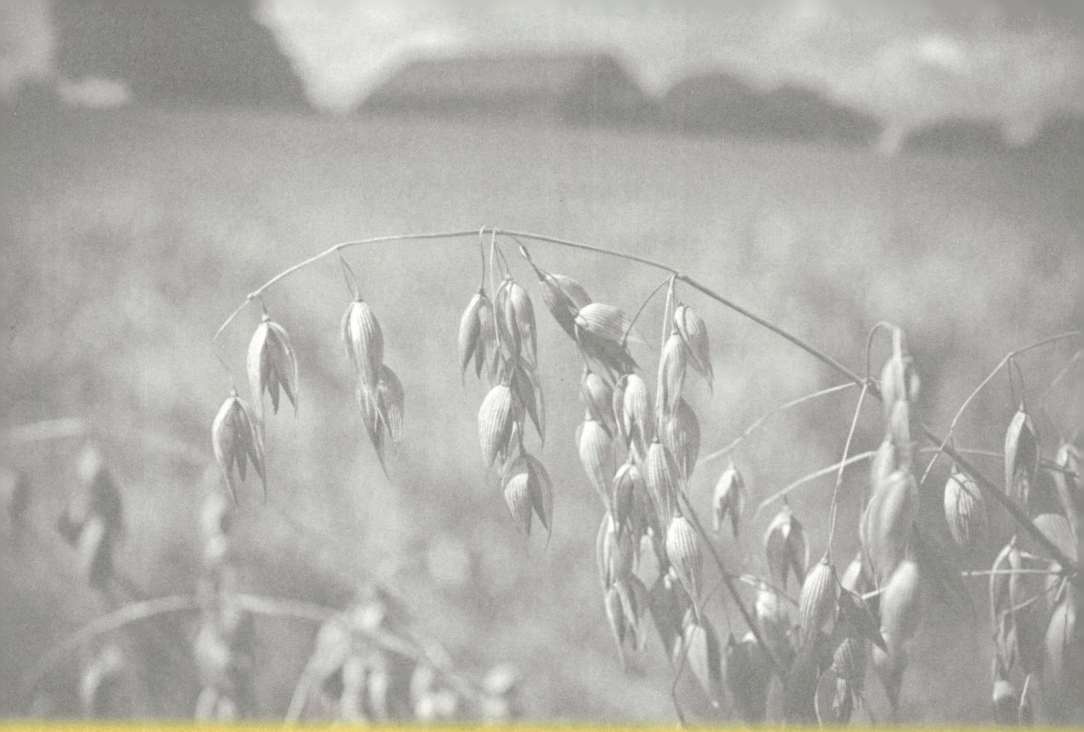

Der falsche Schmid

„Ich muss los. Gleich beginnt die Probe“, verabschiedete ich mich von meiner Mutter.

Wie immer war ich ziemlich spät dran. Als junger Bursche war ich Mitglied im Musikverein in unserem Dorf. Wir probten einmal die Woche. Ich spielte Trompete und hatte große Freude daran. Das Musikmachen war für mich ein guter Ausgleich zu meiner Arbeit als Tischler. Was allerdings für meine Arbeit wie für das Trompetespielen gleichermaßen zutraf: Ich brauchte dafür Gefühl. Denn nur so wurde ein stabiler Tisch oder eine schöne Melodie daraus.

Ich schnappte mir mein Instrument und eilte aus dem Haus. Unsere Proben fanden immer bei Michel Hauser statt. Der wohnte nur drei Häuser weiter. Deshalb kam ich gerade noch pünktlich.

„Nächsten Samstag hat Willi Schmid seinen 60.", informierte uns Michel. Er spielte die erste Klarinette und war sozusagen unser Chef. „Ich hab ihn schon gefragt, ob wir ihm ein Ständchen spielen dürfen. Er freut sich", erklärte Michel weiter.

Wir anderen Musiker nickten. Das war für uns etwas ganz Gewohntes. Immer wenn jemand aus dem Dorf einen runden Geburtstag feierte, waren wir vom Musikverein in der Regel eine sehr geschätzte Unterhaltung.

Ich gab meinem Freund und Musikkollegen Fred einen Rempler in die Seite.

„Diesmal verspielst du dich aber mal nicht", grinste ich ihn an.

Fred verzog sein Gesicht zu einer Grimasse. Diese Art von Scherzen machten wir ständig untereinander. Spaß und Neckereien gehörten bei uns im Musikverein genauso dazu, wie schmissige Melodien zu spielen.

Die Probe verlief gut. Wir hatten ja auch wirklich Übung. Am Ende verabschiedeten wir uns voneinander und Fred und ich gingen noch in die Wirtschaft, um ein Bier zu trinken.

„Ach, das Ständchen am Samstag wird was werden", grinste Fred.

Für die Musiker gab es als Belohnung nach einer Darbietung immer eine Runde Schnaps. Und manchmal auch eine zweite.

„Das ist schon immer anstrengend, wenn man mittags schon ein Gläschen kippen soll", tat Fred besorgt.

In Wirklichkeit gefiel uns das beiden recht gut.

„Ich muss am Samstag bis elf Uhr arbeiten", fiel mir plötzlich ein.

„Ich hol dich ab. Dann gehen wir gleich zum Schmid. So sind wir sicher noch pünktlich", meinte Fred.

„Abgemacht", sagte ich.

Dann prosteten wir uns mit unserem Bier zu.

Wie verabredet stand Fred am Samstag kurz vor zwölf Uhr mit seiner Klarinette vor meiner Tür. Ich schnappte mir die Trompete. In wenigen Minuten sollten wir mit unseren Kollegen das Ständchen spielen.

„Zu welchem Schmid müssen wir eigentlich?“, fragte ich Fred zur Begrüßung.

„Hast du bei der letzten Musikvereinsprobe nicht richtig zugehört?“, grinste Fred.

„Jetzt sag schon“, brummte ich.

„Na, zu dem, der sechzig wird“, antwortete Fred etwas unsicher.

„Dann ist es bestimmt Hermann Schmid“, war ich mir jetzt sicher.

Fred nickte und wir gingen beide los.

Fünf Minuten später standen wir vor Hermann Schmids Haus. Ich warf einen Blick auf meine Armbanduhr.

„Komisch, es ist schon zwölf Uhr und von den anderen ist noch niemand zu sehen“, murmelte ich.

Auch Fred sah sich suchend um.

„Gerade unser Musikerchef, der Michel, ist ja immer so ein ganz Genauer“, meinte Fred und kratzte sich am Kopf.

Wir warteten fünf Minuten. Aber immer noch standen wir zu zweit vor Hermann Schmids Haus.

„Die anderen haben es wohl vergessen“, glaubte Fred.

„Langsam wird es unhöflich“, fand ich. „Wir sollten den Jubilar nicht länger warten lassen.“

Fred nickte und befeuchtete sein Klarinettenblättchen.

Ich setzte das Mundstück meiner Trompete an den Mund und zählte ein: „Zwei, drei …"

Gekonnt fingen wir an, unser eingeübtes Geburtstagsständchen zum Besten zu geben.

Sekunden später öffnete sich ein Fenster im oberen Stockwerk des Hauses. Hermann Schmid beugte sich heraus und lauschte unserer Musik. Als das Stück zu Ende war, klatschte er nickend Beifall.

„Sehr schön, sehr schön!", rief er uns zu.

Fred und ich verbeugten uns leicht. Dann sahen wir erwartungsvoll zu Hermann Schmid hoch. Ich sah, dass er ein zerknittertes Hemd trug. Das war schon ein bisschen schlampig für einen Geburtstagsjubilar, fand ich. Und es wurde langsam Zeit, dass er mit einem Tablett mit gefüllten Schnapsgläsern runterkam. Dieses Dankeschön hatte immerhin Tradition. Aber nichts passierte. Darum ergriff Fred schließlich das Wort.

„Alles Gute zum 60., Herr Schmid", rief er nach oben.

„Was …?", brummte Hermann Schmid. Dann riss er seine Augen auf und fing an, schallend zu lachen.

Fred und ich sahen uns ratlos an. Um ehrlich zu sein, fanden wir Schmids Reaktion ziemlich unverschämt. Es dauerte, bis sich der wieder etwas beruhigt hatte.

Als er wieder Luft bekam, gluckste er: „Ich glaube, ihr habt da etwas durcheinandergebracht. Mein Cousin, der Willi Schmid, der hat heute seinen 60.“, grinste Hermann Schmid. „Der Willi wohnt übrigens gleich neben der Kirche“, informierte er uns und deutete mit seinem Arm in Richtung Kirchplatz.

Dann fiel ihm noch etwas ein: „Ich bin erst nächstes Jahr dran. Dann dürft ihr gern noch einmal vorbeikommen. Oder ihr schickt einfach eure Kollegen. Euer Ständchen hab ich ja jetzt schon gehört.“

Hermann Schmid fing wieder an, zu lachen, und schloss einfach das Fenster.

Fred und ich standen wie bedröppelt da.

„Aber du hast doch gesagt, wir müssen zu Hermann Schmid“, zischte Fred mir zu und sah mich vorwurfsvoll an.

Ich zuckte mit den Schultern.

„Wenn wir auch fünf Schmids im Dorf haben. Wer soll sich da noch auskennen?“, versuchte ich, mich zu verteidigen.

Zerknirscht packten wir unsere Instrumente ein und schlurften zum Haus neben der Kirche. Und tatsächlich standen dort unsere Kollegen vom Musikverein. Sie hatten alle bereits ihre Instrumente weggelegt und jeder hielt ein Schnapsglas in der Hand.

„Wo bleibt ihr denn?“, rief uns Michel entgegen.

„Jetzt haben wir ohne euch gespielt.“

„Wir auch“, antwortete ich.

Michel sah uns fragend an.

„Wir sollten euch lieber gleich erzählen, was uns passiert ist“, murmelte ich.

Fred nickte.

„In unserem Dorf bleibt ja sowieso nichts geheim. Und ob ihr euch jetzt früher oder später über uns lustig macht, ist eigentlich egal.“

Nachdem unsere Musikvereinskollegen und der echte Geburtstagsjubilar Willi Schmid schließlich minutenlang über uns gelacht hatten, gab es endlich auch eine Runde Schnaps für Fred und mich. Ich fand, das hatten wir uns verdient.

Lassen Sie erzählen:

* Können Sie auch ein Instrument spielen?
* Haben Sie früher zu Hause oder in einer Kapelle oder Musikgruppe musiziert?
* Welche Art von Musik mögen Sie?
* Haben Sie ein Lieblingslied?
* Können Sie sich auch an eine lustige Verwechslung erinnern?
* Kennen Sie Leute, die mit Nachnamen „Schmid" heißen?

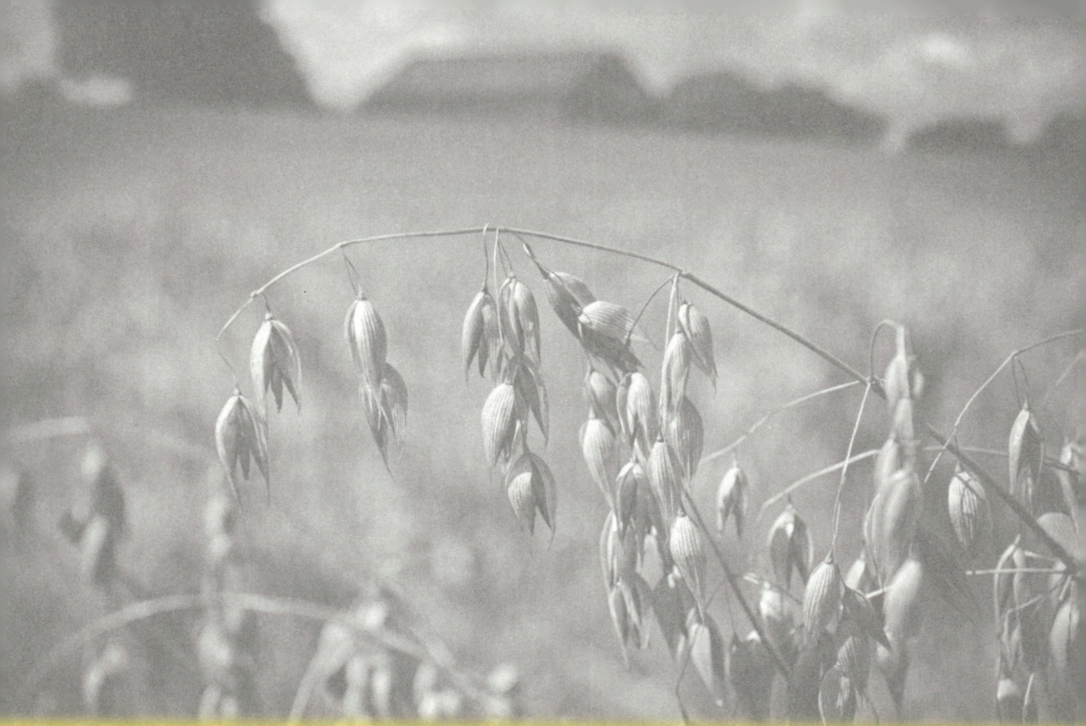

Ein nützlicher Luftroller

Das schönste Geschenk, an das ich mich erinnern kann, war mein Roller mit Luftreifen. Ich hatte ihn zu meiner Kommunion von meinem Patenonkel bekommen. Damit kurvte ich als kleiner Junge durchs Dorf. Mein Vater war damals nicht so begeistert.

„Richard hat nur noch diesen Luftroller im Kopf", schimpfte er immer wieder.

Er hatte gar nicht so unrecht. Denn eigentlich sollte ich nach der Schule auf dem Hof mithelfen. Zu tun gab es genug. Aber ich drückte mich gern davor, flitzte mit meinem Roller davon und war flugs über alle Berge. Oder besser gesagt an der großen Linde hinter der Kirche. Dort spielten wir Kinder besonders gern. Murmeln hatte ich immer in meiner Hosentasche. Damit trugen wir so manchen Wettkampf aus. Ich war gut im Zielen. Darum wurde mein Vorrat an Glasmurmeln immer größer. Denn ich gewann jeden Tag ein paar Murmeln dazu.

An einem Tag im Frühsommer kam ich allerdings nicht davon.

„Heute wird das Heu eingefahren. Da wird jede Hand gebraucht“, bestimmte mein Vater beim Mittagessen. „Du brauchst gar nicht so zu schauen, Richard. Heute gibt es keinen Ausflug mit dem Roller.“

Ich ließ den Kopf hängen, fügte mich aber. Denn ich wusste, dass Widerworte keinen Sinn hatten, so streng, wie der Vater geklungen hatte.

Nach dem Essen holten meine Eltern und meine drei Geschwister die großen Holzrechen aus der Scheune. Ich half dabei, sie auf den Wagen zu heben. Mein Vater spannte unser Pferd vor.

„Aufsteigen. Los geht's", rief er und meine Mutter und meine Geschwister kletterten auf den Wagen.

Da hatte ich eine Idee.

„Ich fahre mit meinem Luftroller", rief ich und schnappte mir mein Gefährt.

Ich sah, dass Mutter lächelte. Mein Vater nickte gnädig und so rollerte ich los in Richtung Feld.

Als ich dort ankam, waren schon alle dabei, die Rechen abzuladen. Jetzt hieß es, das Heu zu kleinen Haufen aufzuschichten. Ich legte meinen Roller in den Graben neben das Feld. Dann kletterte ich auf den Wagen und nahm das Heu entgegen, das mein Vater mit Schwung hochwarf. Gemeinsam mit meinem Bruder schob ich Haufen für Haufen an einer Seite des Wagens zusammen. Es war ziemlich heiß an dem Tag. Die Sonne brannte vom Himmel und uns rann der Schweiß in Strömen über den Rücken.

Plötzlich wurde es immer dunkler. Dicke Wolken verdeckten nach und nach die Sonne. In der Ferne hörte man ganz leise ein dumpfes Grollen.

„Da zieht ein Gewitter auf", rief meine Mutter. Ihre Stimme klang besorgt.

„Das darf doch nicht wahr sein. Wenn es uns jetzt das ganze Heu verregnet …“, stöhnte Vater.

Meine Geschwister und meine Mutter schwangen ihre Rechen immer schneller hin und her.

„Ich fahre mit der ersten Fuhre nach Hause“, beschloss mein Vater und kletterte auf den Wagen.

Ich wollte unbedingt auch richtig mithelfen. Und ich wusste auch schon, was ich tun konnte. Wie der Blitz rannte ich zu meinem Roller und brauste damit zurück zu unserem Hof.

„Du Schlingel! Bleib hier!“, brüllte mein Vater hinter mir her.

Er dachte, ich wollte mich wieder einmal drücken. Aber da hatte er falsch gedacht!

Kaum war ich auf dem Hof angekommen, sprang ich vom Roller und rannte in die Scheune. Dort holte ich den alten Bollerwagen und griff nach einem Strick, der an der Holzwand an einem Haken hing. Ich band den Strick um die Deichsel des Holzwagens. Das andere Ende band ich mir um den Bauch. Nun konnte ich den Bollerwagen hinter mir her ziehen. Ich hob meinen Luftroller vom Boden auf und stellte mich darauf. Dann konnte die Fahrt losgehen.

Meine Idee funktionierte. Hinter mir holperte der Bollerwagen aus dem Hof.

Als mir mein Vater mit dem Heuwagen entgegenkam, staunte er nicht schlecht. Ich winkte ihm zu. Aber nur kurz. Denn sobald ich den Griff meines Rollers mit einer Hand losließ, schlingerte der Bollerwagen hin und her.

Wieder am Feld angekommen, band ich den Strick von meinem Bauch los. Ruckzuck schaufelte ich mit den Händen bergeweise Heu in den Bollerwagen. Dann band ich mir den Strick wieder um und flitzte mit meinem Wagen voller Heu zum Hof.

So fuhr ich Wagenladung um Wagenladung vom Feld in unsere Scheune. Sobald ich das Heu abgeladen hatte, flitzte ich mit meinem Roller wieder aufs Feld. Bei meiner fünften Fahrt kam mir wieder mein Vater mit dem großen Heuwagen entgegen. Diesmal hatte er keinen Grund, zu schimpfen.

„Gut gemacht, mein Junge“, rief er mir lachend entgegen.

Ich grinste stolz und stieß meinen Roller noch ein bisschen kräftiger an.

Schließlich hatten wir an dem Tag großes Glück. Das Gewitter zog vorüber. Bis auf ein bisschen Donner und

Wetterleuchten bekamen wir davon nichts ab. So brachten wir auch wirklich unser ganzes Heu trocken nach Hause.

Als wir abends beim Essen saßen, war die Stimmung sehr gelöst.

„Der Junge hat vielleicht Ideen“, sagte mein Vater nun schon zum dritten Mal. Dabei klopfte er mir anerkennend auf die Schulter.

„Mein Luftroller ist eben eine prima Sache“, meinte ich grinsend.

Da fingen meine Mutter und meine Geschwister an, schallend zu lachen. Und sogar mein Vater lachte mit. Dann nickte er.

„Ist schon recht. Aber nur wenn du ihn auch für sinnvolle Dinge nutzt – und nicht nur zum Herumstreunen“, meinte er und zwinkerte mir zu.

Am nächsten Tag hatte ich Vaters Segen, als ich nachmittags mit meinem Roller zur Linde hinter der Kirche fuhr. Und diesmal hatte ich nicht nur vor, wieder neue Murmeln zu gewinnen. Diesmal hatte ich auch etwas wirklich Tolles zu erzählen!

Lassen Sie erzählen:

* Mussten Sie als Kind auch bei der Arbeit mithelfen?
* Haben Sie sich auch schon einmal vor der Arbeit gedrückt?
* Hatten Sie als Kind auch einen Luftroller?
* Wo haben Sie sich als Kind mit ihren Freunden getroffen?
* Haben Sie früher auch mit Murmeln gespielt?
* An welche Kinderspiele von früher erinnern Sie sich noch?

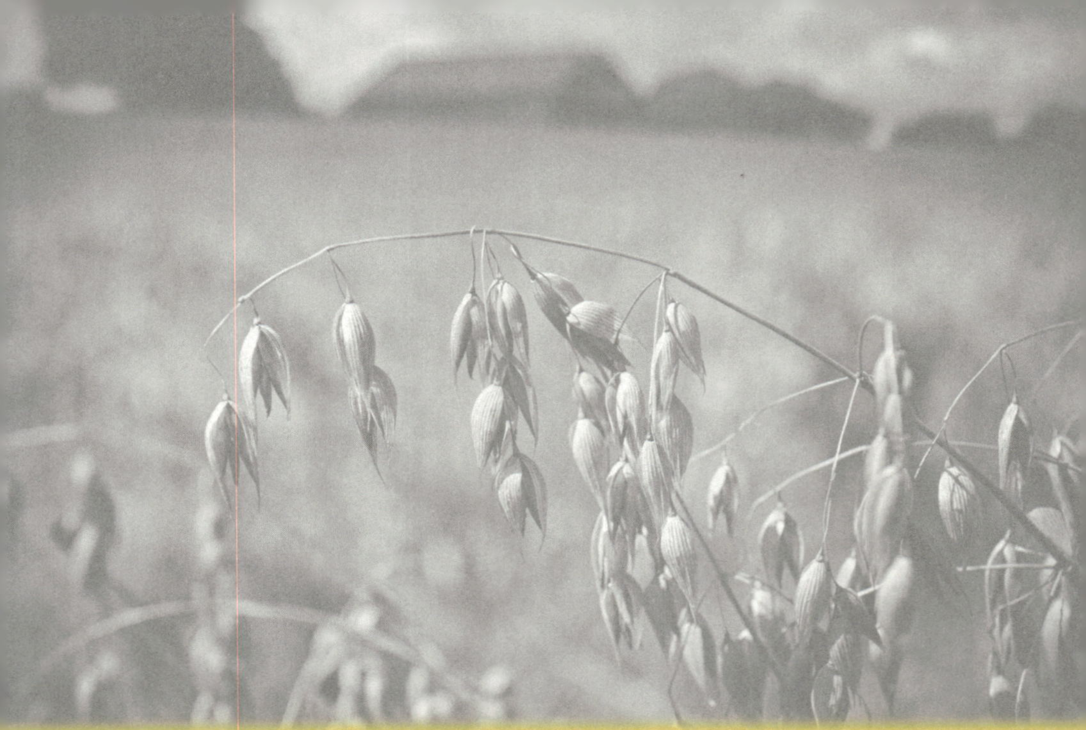

Das entlaufene Pferd

Es war Winter und ziemlich kalt. Der Schnee lag meterhoch. Damals waren die Straßen in unserem Dorf noch nicht asphaltiert. Meine Eltern erledigten von Frühjahr bis Herbst die Feldarbeit mit unserem treuen Pferd Fritz. Der Haflinger kannte den Weg über die erdigen Straßen bis zu unseren Äckern im Schlaf. Jetzt im Winter hatte das Ross meistens Pause. Nur manchmal spannten wir es vor unsere Kutsche, um damit in den nächstgrößeren Ort zu fahren. Dort machten wir größere Besorgungen. Denn in unserem Ort gab es nur einen Bäcker, einen Fleischer und einen kleinen Gemischtwarenladen.

Fritz wurde gut versorgt. Er hatte ja immerhin schwere Arbeit zu erledigen. Meine Aufgabe war es, Fritz noch einmal frisches Heu in den Futtertrog zu legen, wenn ich abends von meiner Lehre als Metzger nach Hause kam.

An einem Abend jedoch machte ich mich umsonst auf den Weg in den Stall. Die Box, in der Fritz sonst immer stand, war leer. Ich rannte, so schnell ich konnte, nach draußen und sah mich um. Tatsächlich! Ich erkannte Hufspuren im Schnee. Sie führten über den Hof und setzten sich mitten auf der Straße in Richtung Dorfmitte fort.

„Vater, Mutter, kommt schnell!“, schrie ich und stapfte ungeduldig mit meinen Stiefeln im Schnee herum.

Ein paar Minuten später standen meine Eltern neben mir. Auch meine zwei jüngeren Schwestern Inge und Ulla kamen angelaufen.

„Wie konnte Fritz nur raus?“, überlegte Mutter.

„Ich glaube, ich habe heute Mittag vergessen, die Stalltür zuzumachen“, gab Inge kleinlaut zu.

Vater runzelte die Stirn. Aber er sagte nichts weiter dazu. Es hätte ja auch nichts geändert.

„Wir müssen Fritz suchen. Die Spuren werden uns schon zeigen, wohin er ausgebüxt ist“, meinte Vater.

Wir liefen zu viert los. Mutter blieb zu Hause, um durchs Fenster den Hof zu beobachten. Es hätte ja sein können, dass Fritz aus einer anderen Richtung zwischenzeitlich wieder angetrabt kam. Leider hatten wir bei unserer Suche keinen Erfolg. Die Spuren verloren sich in der Nähe der Kirche. Dort waren die Straßen ordentlich geräumt. So konnten wir keine Hufabdrücke mehr erkennen. Enttäuscht kehrten wir nach Hause zurück. Auch von allein war Fritz nicht zurückgekommen.

Als ich mich abends im Gasthaus „Zur Krone“ mit meinen Freunden auf ein Bier traf, fragte ich natürlich bei allen herum, ob sie unseren Haflinger gesehen hätten.

„So ein Pech aber auch. Es ist wirklich schwierig, auf ein Pferd aufzupassen“, grinste Dieter Angermeier schadenfroh. Er war der Sohn des größten Bauern am Dorfrand.

Ärgerlich ballte ich meine Hand zur Faust. Ich hatte gute Lust, ihm einen Haken zu versetzen, beherrschte mich aber mühsam. Dieter war immer an erster Stelle, wenn es etwas zu lästern gab. Alle anderen in der

„Krone“ warfen mir nur mitleidige Blicke zu oder zuckten mit den Schultern. Unseren Fritz hatte niemand gesehen.

Am nächsten Morgen in aller Frühe ging ich wie gewohnt vor meiner Arbeit in den Stall. Als ich die Tür öffnete, fiel mir ein, dass das unnötig war. Fritz war ja ausgebüxt.

Doch plötzlich hörte ich ein Schnauben neben dem Stallgebäude. Ich lugte um die Ecke. Kaum zu glauben! Dort stand unser Fritz. Und er war nicht allein. Neben ihm stand ein anderes Ross. Beide Pferde hatten sich dicht aneinandergedrückt. So wärmten sie sich gegenseitig.

Langsam ging ich auf die beiden Rösser zu. Fritz streckte mir freudig seine Nüstern entgegen. Das andere Pferd sah mich abwartend an. Nacheinander führte ich die beiden Pferde in den Stall. Ich warf beiden eine Decke über und gab ihnen Heu. Schnell lief ich ins Haus.

„Stellt euch vor, aus einem Pferd sind zwei geworden“, grinste ich, als ich in der Küche Vater und Mutter beim Frühstück antraf.

Meine Eltern ließen alles stehen und liegen und liefen hinter mir in den Stall. Auch Inge und Ulla kamen neugierig mit.

„Das gibt's doch nicht", brummte Vater. Er klopfte beiden Pferden den Rücken und atmete erleichtert auf.

„Das ist der Braune vom Angermeier", wusste Inge sofort.

Mein Grinsen im Gesicht wurde noch breiter.

Als ich an diesem Abend in die „Krone" kam, saß Dieter schon mit hängendem Kopf am Stammtisch.

„Na, vermisst du irgendwas?", begrüßte ich ihn.

Dieter blickte auf.

„Woher weißt du das?", blaffte er mich an.

Darauf antwortete ich ihm nicht. Stattdessen meinte ich wie nebenher: „Wenn du mir ein Bier ausgibst, habe ich Neuigkeiten für dich."

Alle anderen in der Gaststube reckten neugierig ihre Köpfe. Dieter zog seine Augenbrauen zusammen. Aber dann winkte er dem Wirt und bestellte ein Bier für mich.

Als es vor mir auf dem Tisch stand, nahm ich erst genüsslich einen tiefen Schluck. Dann lehnte ich mich zurück und verschränkte die Arme vor der Brust.

„Eigentlich ist es ja gar nicht so schwer, auf ein Pferd aufzupassen. Aber leider passiert es doch immer wieder einmal, dass eines ausreißt."

Ich machte eine kleine Kunstpause.

Einige meiner Freunde ahnten wohl schon, was passiert war. Sie sahen gespannt zwischen Dieter und mir hin und her.

Dieter blickte mich auffordernd an.

„Jetzt sag es endlich, wenn du weißt, wo unser Brauner ist", zischte er.

Ich seufzte theatralisch. Dann räusperte ich mich.

„Er steht bei uns im Stall. Direkt neben Fritz. Die beiden haben wohl gemeinsam einen Ausflug gemacht. Keine Sorge, eurem Braunen geht es gut. Du kannst ihn morgen früh abholen."

Dieter nickte erleichtert. Alle anderen fingen zu lachen an.

Von dem Tag an riss Dieter seinen Mund nicht mehr ganz so weit auf. Und unser Fritz blieb nun auch brav zu Hause. Bei seinem Ausflug war es ihm wohl ziemlich kalt geworden. Da war ihm der warme Stall im Winter doch lieber.

Lassen Sie erzählen:

* Hatten Sie früher auch ein Pferd?
* An welche Pferdenamen von früher können Sie sich erinnern?
* Ist Ihnen schon einmal ein Tier entlaufen?
* Hatten Sie es auch schon einmal mit jemandem zu tun, der schadenfroh war?
* Haben Sie schon einmal jemanden zappeln lassen, wenn er unbedingt etwas wissen wollte?

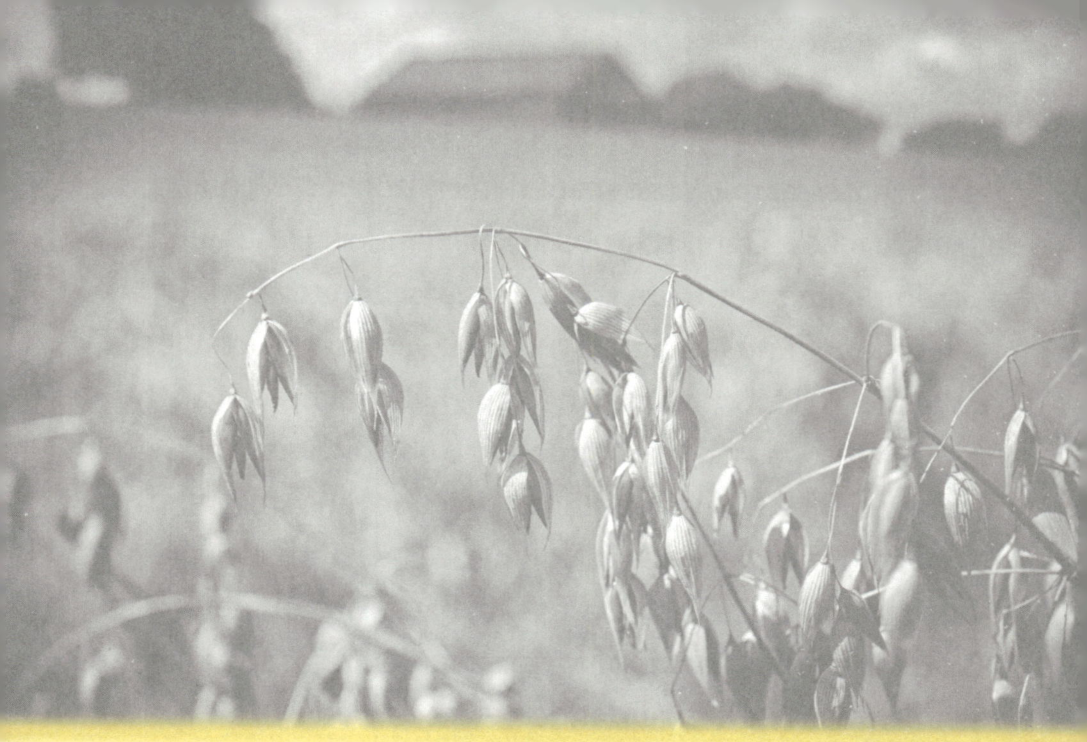

Echte Waschweiber

Wenn Waschtag war, bedeutete das früher harte Arbeit. Als junge Bäuerin wünschte ich mir sehnlichst eine vollautomatische Waschmaschine. Denn die Feldarbeit war anstrengend. Außerdem gab es auf einem Bauernhof immer ziemlich viel schmutzige Wäsche. Aber eine Waschmaschine kauften mein Mann Siegfried und ich erst in den 1960er-Jahren. Vorher wusch ich also jeden Donnerstag Berge von Wäsche mit der Hand. Dafür musste ich erst einen großen Kessel mit Wasser auf den Holzofen stellen und heiß machen. Dann schrubbte ich Hemden, Hosen und Strümpfe mit Kernseife an einem Waschbrett. Wenn alles sauber und gut ausgewrungen war, hängte ich die Wäsche im Hof zum Trocknen auf. Das machte ich auch im Winter, weil ich die klamme Wäsche nicht im Haus haben wollte. Da war dann das eine oder andere Hemd steif gefroren, wenn ich es von der Leine nahm. Doch auch wenn es draußen warm war, hatte ich von der Waschlauge und dem Hantieren mit der nassen Wäsche immer tagelang rissige Hände.

Aber Waschtag bedeutete nicht nur Arbeit. Es war auch die Möglichkeit, mit anderen ins Gespräch zu kommen. Denn immer wenn ich die Wäsche draußen auf die Leine hängte, nahm ich mir Zeit, mit meinen Nachbarinnen von nebenan und gegenüber einen kleinen Plausch zu halten. Wir hatten alle den Donnerstag als Waschtag festgelegt. Und so trafen wir dann auch immer etwa zur selben Zeit draußen bei unseren Wäscheleinen zu Klatsch und Tratsch aufeinander.

„Hallo Ingrid, wie geht's?", winkte ich der Bäuerin vom Kehrerhof zu.

„War wieder viel Arbeit", rief sie über den Zaun.

Ich nickte und griff in den Weidenkorb, mit dem ich die nasse Wäsche nach draußen getragen hatte.

„Hast du schon gehört?", rief Ingrid mir zu und schüttelte eine Hose aus.

Neugierig hielt ich inne und sah zu ihr hinüber.

„Der Josef Bergmann spielt ein neues Instrument", erklärte sie mir und grinste.

„Wirklich?" Das überraschte mich nicht besonders. Denn Josef Bergmann war im Dorf als vielseitiger Musikant bekannt. Er spielte Schifferklavier, Mundharmonika und Gitarre. Dass er jetzt noch ein anderes Instrument beherrschen sollte, war eigentlich keine Sensation.

„Ja, er spielt Alphorn", kicherte Ingrid.

Ich sah meine Nachbarin ungläubig an. Das waren doch diese langen Holzrohre, die einen dumpfen Brummton von sich gaben, wenn man hineinblies.

„Ich hab gesehen, wie er das Ding in die Scheune zog. Dann übte er, darauf zu spielen. Ich hab es genau gehört", meinte Ingrid.

„Das ist ja ein Ding. Dann kann er beim Feuerwehrfest dieses Jahr ja darauf spielen. Das muss ich gleich meinem

Mann erzählen“, mischte sich nun auch Margot ein.

Ihr Hof grenzte direkt an den von Ingrid. Sie war ebenso gerade dabei, die Wäsche aufzuhängen, und hatte jedes Wort gehört. Ihren Wäschekorb hatte sie stehen lassen und war zu Ingrid und mir an den Zaun gekommen.

„Gute Idee. Das wäre eine schöne Abwechslung. Alphorn auf dem Feuerwehrfest“, schwärmte Ingrid sofort.

Und ich nickte ebenso begeistert.

Tags darauf fuhr ich mit dem Fahrrad durchs Dorf. Auf dem Gepäckträger hatte ich einen Korb mit Broten und Bier. Den wollte ich meinem Mann aufs Feld bringen.

Als ich am Bergmann-Hof vorbeiradelte, sah ich, wie Josef gerade in die Scheune ging. Ich winkte ihm zu.

„Na, übst du wieder Alphorn?“, rief ich.

Josef drehte sich zu mir um und sah mich mit großen Augen an.

„Ich freue mich schon darauf, dich auf dem Feuerwehrfest spielen zu hören“, lachte ich, hielt an und stieg vom Fahrrad.

„Wovon redest du da?“, fragte mich Josef. Er wirkte sichtlich überrascht.

„Von deinem Alphorn. Du musst gar nicht so geheimnisvoll tun“, grinste ich.

„Ich habe doch kein Alphorn." Josef schüttelte den Kopf.

Jetzt war ich es, die verwirrt dreinblickte.

„Die Kehrer-Ingrid hat aber erzählt, sie hätte dich mit einem Alphorn gesehen. Und dich sogar darauf spielen hören", stammelte ich.

Dann berichtete ich, was Ingrid alles erzählt hatte und wie Margot gleich seinen Auftritt beim Feuerwehrfest geplant hatte.

Josef sah mich einige Augenblicke an. Dann grinste er.

„Komm mal mit", kicherte er und winkte mich hinter sich her.

Ich lehnte mein Fahrrad an das kleine Mäuerchen, das den Bergmannhof umgrenzte, und ging hinter Josef her.

Wir betraten gemeinsam seine Scheune. Josef blieb stehen und deutete in eine Ecke. Dort lagen lange Balken.

„Die hab ich vorgestern in die Scheune gezogen. Damit möchte ich den Dachstuhl erneuern", informierte mich Josef grinsend.

Ich schluckte.

„Dann war das besagte Alphorn nichts anderes ..."

„... als ein einfacher Holzbalken", vollendete Josef meinen Satz.

„Aber Ingrid hat doch sogar behauptet, sie hätte dich auf dem Alphorn spielen hören", zweifelte ich noch kurz.

Josef zuckte mit den Schultern.

„Weiß der Kuckuck, was sie da gehört hat. Vielleicht war es ja eine von meinen Kühen, die besonders musikalisch gemuht hat."

Das konnte gut möglich sein. Jetzt musste ich auch lachen. Ich verabschiedete mich von Josef und ging zurück zu meinem Fahrrad.

Gerade als ich losfahren wollte, rief Josef mir noch hinterher: „Ihr seid richtige Waschweiber, weißt du das?"

Ja, das stimmte wohl auf der ganzen Linie.

Als ich bei Siegfried auf dem Feld ankam, kam er mir schon mit unserem Pferd und dem Pflug entgegen. Ich nahm den Korb vom Gepäckträger meines Fahrrades und stellte ihn auf den Boden. Siegfried band das Ross an den Pflock am Feldrand und ließ sich auf den Boden nieder. Ich setzte mich neben ihn.

„Weißt du, was ich heute vom Rudi gehört habe?", begann er gleich, zu erzählen.

„Dass Josef Bergmann Alphorn auf dem Feuerwehrfest spielen wird?", vermutete ich sofort.

Siegfried nickte überrascht.

„Woher weißt du das denn?“, wollte er wissen.

„Ich hab das auch schon gehört“, grinste ich. „Nur leider ist das alles nur Gewäsch.“

Siegfried sah mich fragend an.

„Und weißt du was?“, fuhr ich fort. „Nicht nur Frauen, sondern auch Männer können echte Waschweiber sein.“

„Wie bitte?“, fragte Siegfried, der nun gar nichts mehr verstand.

Nachdem ich Siegfried alles berichtet hatte, zog er seine Augenbrauen hoch. Ich tätschelte ihm beruhigend den Arm. Denn ich konnte genau sehen, dass es ihm ziemlich peinlich war, dass er das Gewäsch geglaubt und sogar weitergetragen hatte. Denn das war seiner Meinung nach eigentlich typisch Frau. Aber schließlich musste er doch lachen. Und ich lachte mit.

Lassen Sie erzählen:

* Wurden Sie auch schon einmal mit Gerüchten konfrontiert?
* Hatten Sie früher einen guten Kontakt zu Ihren Nachbarn?
* Haben Sie früher ein Instrument gespielt?
* Welches Instrument würden Sie gern spielen können?
* Welche Art von Musik mögen Sie?

✓ Was Sie noch tun können …

Musik mit dem Waschbrett
Besorgen Sie sich ein altes Waschbrett und einige Fingerhüte. Helfen Sie den Senioren dabei, die Fingerhüte an ihre Finger zu stecken. Dann wird damit über das Waschbrett geschrubbt. Die kratzenden Töne sind nicht nur unterhaltsam, sondern erinnern auch an frühere Waschtage.

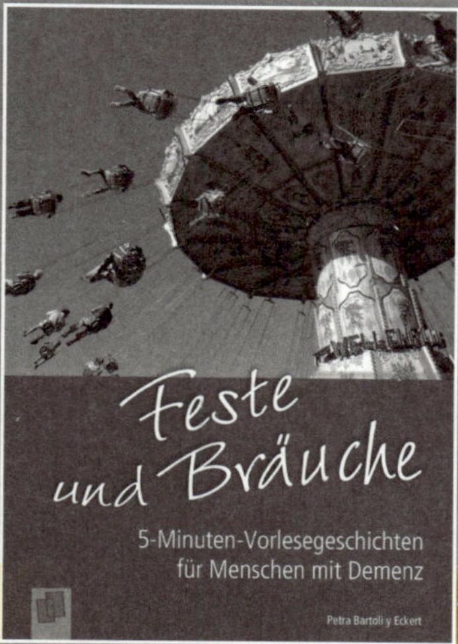

5-Minuten-Vorlesegeschichten
für Menschen mit Demenz

Feste und Bräuche

Petra Bartoli y Eckert

128 S., A5, Paperback, 2-farbig

ISBN 978-3-8346-2955-5

Verlag an der Ruhr

Postfach 10 22 51
45422 Mülheim an der Ruhr

Telefon 030/89 785 235
Fax 030/89 785 578

bestellungen@cornelsen-schulverlage.de
www.verlagruhr.de

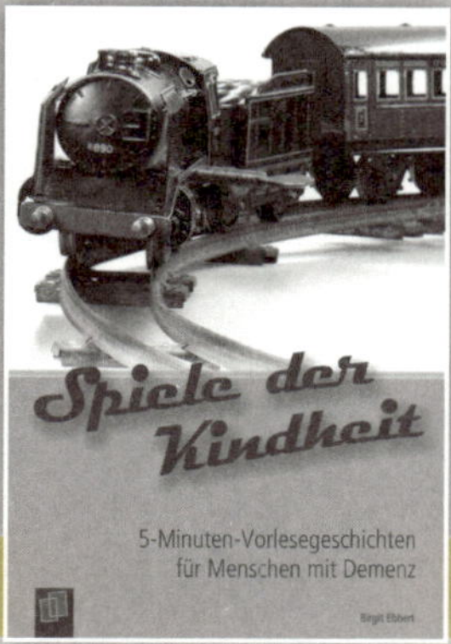

5-Minuten-Vorlesegeschichten
für Menschen mit Demenz

Spiele der Kindheit

Birgit Ebbert

128 S., A5, Paperback, 2-farbig

ISBN 978-3-8346-2957-9

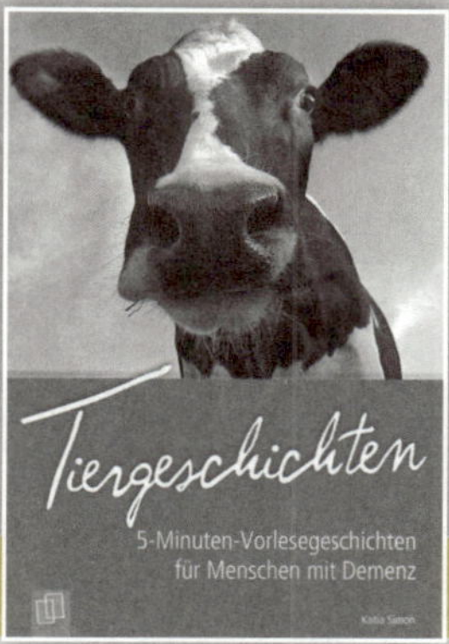

5-Minuten-Vorlesegeschichten
für Menschen mit Demenz

Tiergeschichten

Katia Simon

128 S., A5, Paperback, 2-farbig

ISBN 978-3-8346-2789-6

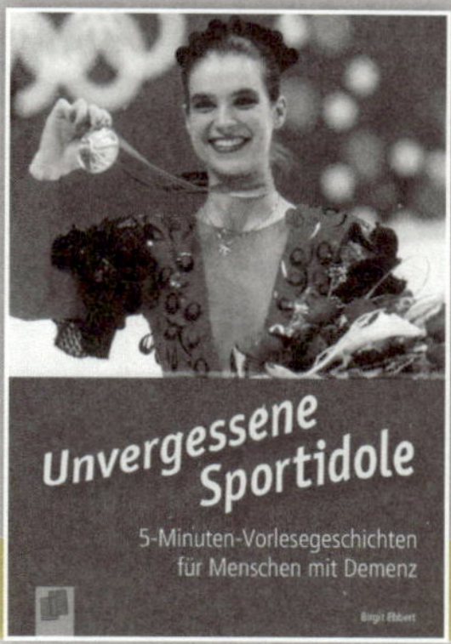

5-Minuten-Vorlesegeschichten
für Menschen mit Demenz

Unvergessene Sportidole

Birgit Ebbert

128 S., A5, Paperback, 2-farbig

ISBN 978-3-8346-2954-8

Verlag an der Ruhr

Postfach 10 22 51
45422 Mülheim an der Ruhr

Telefon 030/89 785 235
Fax 030/89 785 578

bestellungen@cornelsen-schulverlage.de
www.verlagruhr.de

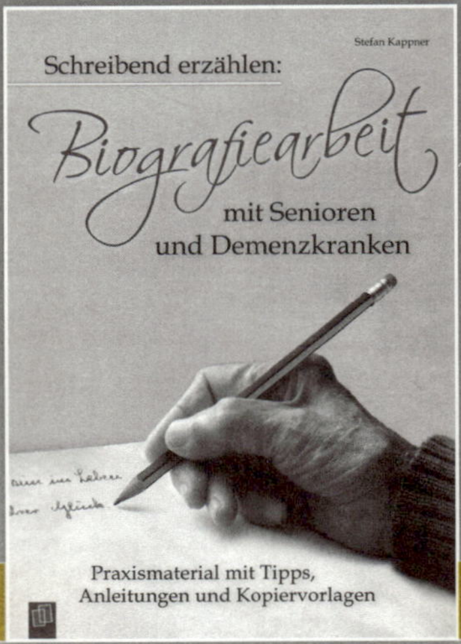

Schreibend erzählen: Biografiearbeit mit Senioren und Demenzkranken

Praxismaterial mit Tipps, Anleitungen und Kopiervorlagen

Stefan Kappner

168 S., A4, Paperback
ISBN 978-3-8346-2579-3

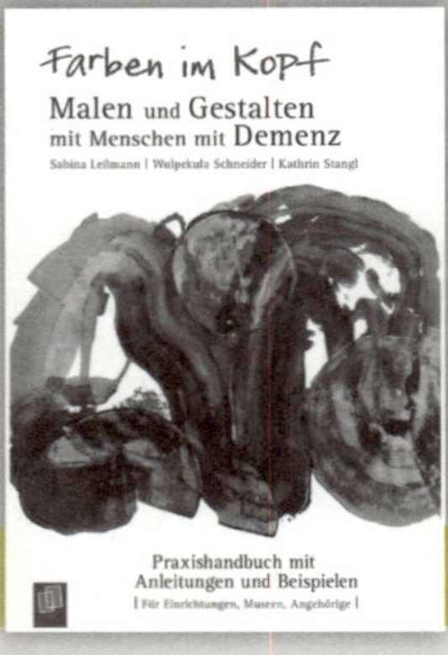

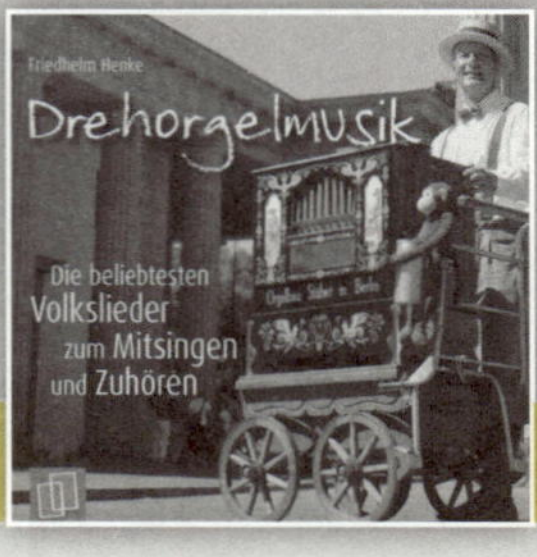

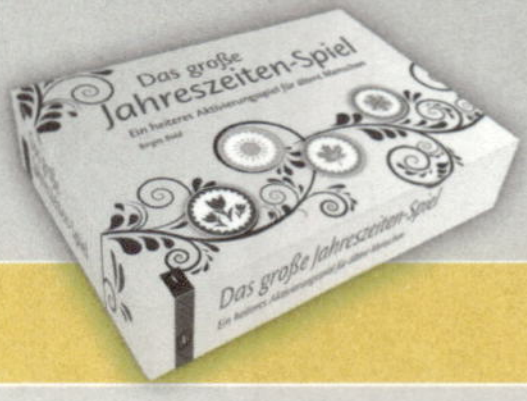

Farben im Kopf: Malen und Gestalten mit Menschen mit Demenz

Praxishandbuch mit Anleitungen und Beispielen

Sabina Leßmann, Wulpekula Schneider, Kathrin Stangl

192 S., 17 x 24 cm, Paperback, 4-farbig
ISBN 978-3-8346-2795-7

Drehorgelmusik: Die beliebtesten Volkslieder zum Mitsingen und Zuhören

Friedhelm Henke

Musik-CD mit 28 Volksliedern als Instrumentalversionen, 16 Seiten Booklet mit Hinweisen zum Einsatz
ISBN 978-3-8346-2794-0

Das große Jahreszeiten-Spiel

Ein heiteres Aktivierungsspiel für ältere Menschen

Birgitt Bold

480 Spielkarten, 1 Farbwürfel, 1 Augenwürfel, 1 Spielfigur und Spielanleitung im Spielekarton
ISBN 978-3-8346-2793-3